Impressum

© 2022 Dennis A.D. Walther
Erstauflage

Herausgeber: Dennis A.D.Walther
Autor: Dennis A.D.Walther

Herstellung und Verlag: BoD – Books on Demand, Norderstedt

Bibliografische Information der Deutschen Nationalbibliothek:
Die Deutsche Nationalbibliothek verzeichnet diese Publikation in der Deutschen Nationalbibliografie; detaillierte bibliografische Daten sind im Internet über http://dnb.d-nb.de abrufbar.

ISBN: 9783754308677

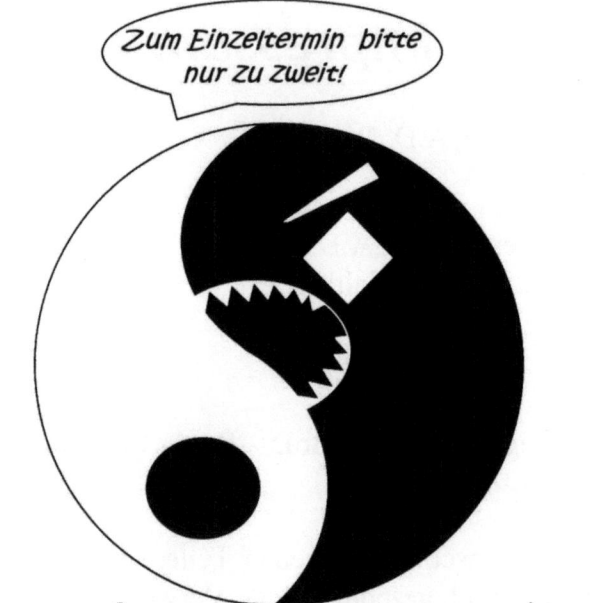

Das Leben mit der MS

Autor Dennis A.D. Walther

Kapitel des Buches

❶*Vorwort*

Um Sie direkt ins rechte Licht zu rücken: **Ich habe MS!**

Noch viel gravierender daran ist, dass ich diese Abkürzung seit 2010 mit mir herum trage, immer noch **nicht im Rollstuhl** sitze und **keine Medikamente** einnehme, die irgendetwas Pharmazeutisches mit dieser Krankheit zu tun hätten!

Oh, entschuldigen Sie bitte. Mein Name ist Dennis Walther, seit etlichen Jahren bin ich Physiotherapeut, habe die Ausbildung zum Osteopathen erfolgreich durchlaufen und ebenso die Heilpraktik gestreift. Und ja, ich habe seit 2010 die Diagnose *Encephalomyelitis disseminata* oder besser bekannt unter „Multipler Sklerose – MS".

Diese schränkt mich täglich ein und verlangt mir einiges ab. Einen Grad der Behinderung (GdB) habe ich nicht beantragt und habe es in naher Zukunft auch nicht vor!

Ich lasse mir dadurch gewisse Vorteile entgehen? Welche Vorteile? Ich habe verdammt nochmal MS! Und ich sehe weiß Gott keine Vorteile darin in eine Schublade gesteckt zu werden, in die ich **noch** nicht gehöre.

Wie ich meinen Alltag meistere, ohne das es jemand bemerkt? Zauberkunst, Disziplin und ein eisernen Wille!

❷*Encephalomyelitis disseminata*

Dieses Wortkonstrukt spiegelt nicht ansatzweise die Tragweite wider, die diese chronische Krankheit mit sich bringt. Viele kennen sie unter „Multipler Sklerose" oder kurz „MS". Wiederum andere nennen sie die Krankheit mit den Tausend Gesichtern. Und genau das ist diese auch. Die Symptome sind so mannigfaltig, wie es Funktionen von Nerven gibt, die in Mitleidenschaft gezogen werden können, denn die MS greift als entzündliche Autoimmunerkrankung genau diese an!

Im Kontext einer Autoimmunerkrankung richtet der Körper sich gegen sich selbst, sprich gegen seine eigenen Zellen – In diesem Falle Nervenzellen – Genauer: Die Myelinschicht der Axone.

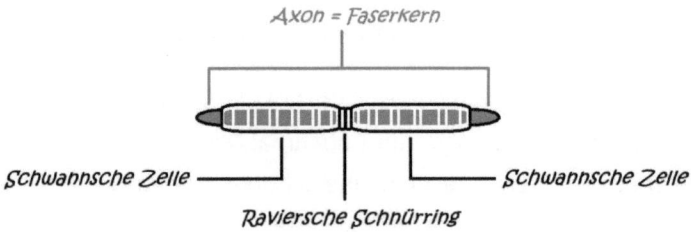

(Bild. D. Walther)

Die Myelinschicht ummantelt die grundlegende Nervenfaser (Axon) und sorgt für eine schnellere und kontinuierliche Informationsweiterleitung. Stellen Sie sich also vor, dass von einem Telefonkabel die schnellste Schicht wegrostet, sodass nur noch Knacken und Rauschen, unterbrochen von einigen Worten, klar übermittelt werden können. Bei schweren Verläufen dieser Krankheit kann es sogar bis zur gänzlichen Destruktion der Nervenfaser kommen, sodass eine absolute Unterbrechung der Informationsübermittlung kommt.

Oder ein anderes Beispiel könnte sein, dass ein Postbote, der vorher immer mit einem rasanten Motorrad seine Eilbriefe versendet hat, nach einer Vernarbung nur noch auf einem Muli über Wald- und Wiesenwege seine Post überbringen kann.

In Deutschland erhalten rund 14.000 bis 16.000 Personen die Neudiagnose „MS" jährlich, was anzeigt, dass es sich hierbei nicht um ein kleines Themengebiet handelt. Der überwiegende Teil hiervon (gut 3/4) sind weiblich – Wie Sie bereits lasen, ich gehöre zu dem verbleibenden 1/4. Gerne jonglieren verschiedene Fachbücher mit dem Manifestationsalter zwischen 20 und 30 Jahren, jedoch liegt das tatsächliche Durchschnittsalter in Deutschland bei 33 Jahren, was wiederum anzeigt, dass es nicht nur junge Menschen trifft – bei mir 25 ½ .

Und falls Sie jetzt schon informiert zu diesem Thema sind, stolperten Sie gewiss schon über den Satz, dass es keinerlei Anzeichen dafür gäbe eine genetische Komponente zu vermuten. Es gibt auch Fachbücher, die sich zumindest die Vererbung dieser Krankheit (oder zumindest die Disposition =

Wahrscheinlichkeit es gehäufter in Familien vorzufinden) offen lassen.

Ja! Diese Krankheit kann via Disposition vererbt werden! Mein Vater und ich sind der beste Beweis dafür. Mein Vater erhielt die Diagnose 2009 im Alter von 68 Jahren. Sie sehen wieder einmal, dass hier alle Durchschnittsangaben gesprengt werden. Mein Vater ist zu diesem Zeitpunkt weder weiblich noch 33 Jahre jung gewesen.

Ich möchte Ihnen noch ein wenig mehr zum Thema der Lokalisation der Entzündung darbieten:

Die Autoimmunerscheinung der Encephalomyelitis disseminata zentriert sich auf das zentrale Nervensystem, sprich ausschließlich Gehirn und Rückenmark, was anatomisch bedingt ist. Das periphere Nervensystem hat folglich einen differenzierten Aufbau, an dem die Immunreaktionen nicht statt finden.

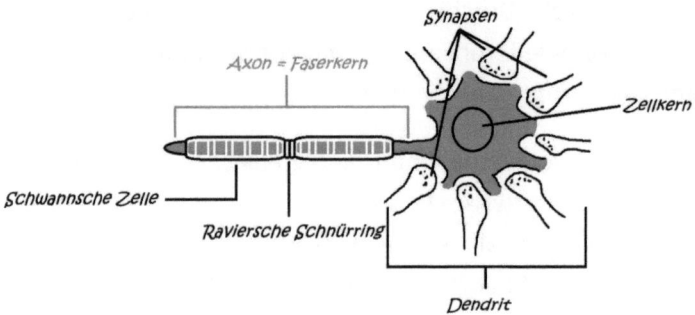

(Bild: D. Walther)

Im Anschluss der Entzündungsreaktion und der Zerstörung der Schwanschen Zellen, endet dieser Kampf gegen sich selbst meist mit einer Vernarbung der betroffenen Faser,

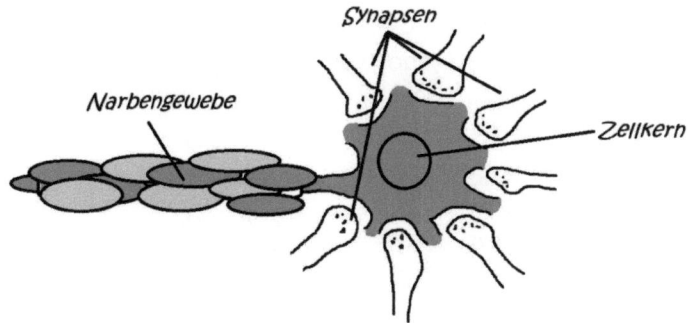

(Bild: D. Walther)

sodass die Informationsweiterleitung qualitativ gehemmt oder ganz gestoppt ist.

Das zentrale Nervensystem, also Rückenmark und Gehirn, kann dementsprechend viele verschiedene Symptome hervorbringen. Im möchte Ihnen einen Einblick in die Möglichkeiten der Symptome bieten. Wir fangen beim Rückenmark an, da dieses Gebiet schneller abgearbeitet ist, als das Gehirn selbst:

a) Rückenmark:

Ein wenig grenzwertig ist die Erklärung der Dermatome (siehe Bild), da ein Dermatom (ein Hautareal, welches einer bestimmten Wirbelsäulenhöhe zugeordnet ist) bedingt durch

Spinalganglien (Nervenbündel einer jeden Segmenthöhe)
seine Bezeichnung erhält. Ein Segment hierbei ist eine
Bandscheibe mit dem drunter und drüber liegenden
Wirbelkörper (in etwa einem Burger aus zwei Brotscheiben
und einem Stück Fleisch in der Mitte), was das Rückenmark
ebenfalls einer Höhe zuordnet.

Die Spinalganglien sind jedoch ein
Umschaltpunkt, wo
Nervenfasern des zentralen
Systems in das periphere
Nervenfasersystem
umkoppeln, was also
nicht vollkommen korrekt dem
zentralen Nervensystem
zugeordnet werden kann.
Nehmen wir also
hypothetisch an, dass dem so wäre,
um eine korrekte Zuordnung in Gänze
zu erhalten und lassen das Kleinkarierte
damit außer Acht.

(Bild: D. Walther)

Hirnstamm

Cervicalnerven
(Halswirbelnerven)

Thoracalnerven
(Brustnerven)

Lumbalnerven
(Lendennerven)

Cauda equina
(Pferdeschweif)

Sacralnerven
(Kreuzbeinnerven)

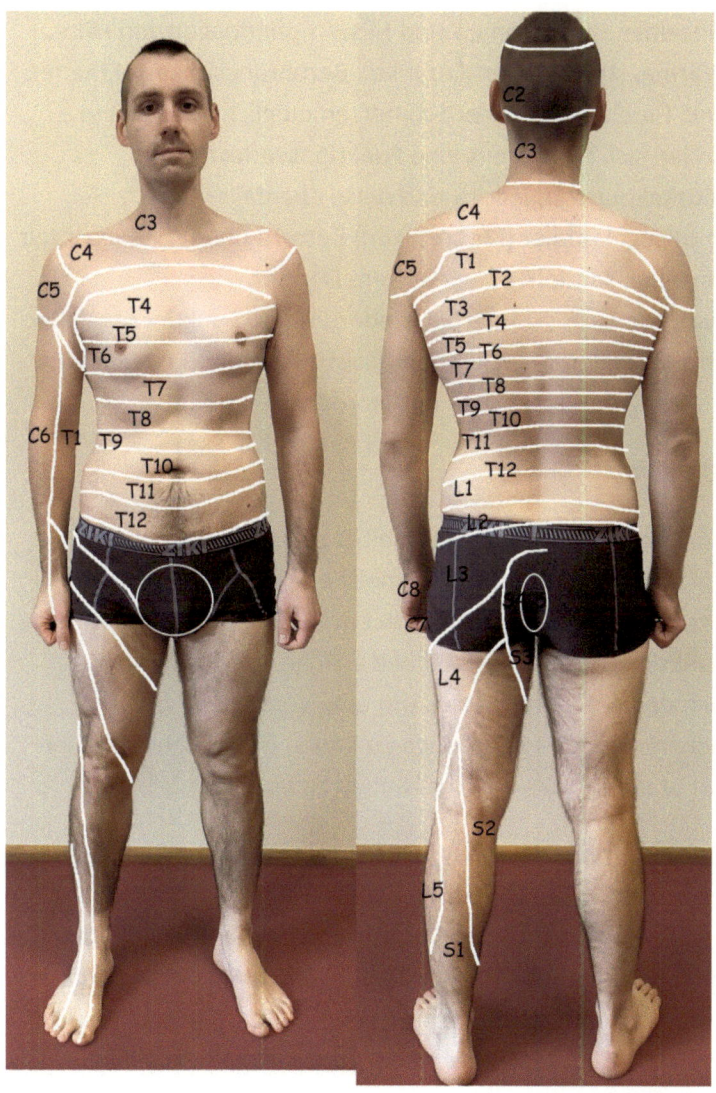

Im Rahmen von Rückenmarkssymptomen ist also auf jeder Segmenthöhe ein zugeordnetes Dermatom ableitbar. In den einzelnen Dermatomen sind Missempfindungen von Kälte, Wärme, stromartigen Gefühlen, Berührungsunkorrektheiten und Taubheit und/oder Schmerzen möglich. Eher selten finden sich hierbei einzelne Funktionsverluste von Muskelgruppen, jedoch sind diese ebenfalls möglich. Bei multisegmentaler (Mehretagen) Betroffenheit, sind nicht nur einzelne, sondern eben mehrere Dermatome symptomauffällig. Hierbei wiederum sind Funktionsausfälle von Muskelgruppen gehäuft anzutreffen, da Muskeln meist multisegmental angesteuert werden.

b) Gehirn:

Kommt es im Bereich des Gehirns selbst zu Entzündungsprozessen, die meist ebenso nach Abklingen vernarben, ist die Lokalisation entscheidend darüber, welche Funktionen betroffen sind und welche Symptome sich dementsprechend zeigen. Um eine Vorstellung zu bekommen, was in etwa wo zu finden ist, lohnt es sich eine Art Stadtplan des Gehirns kennen zu lernen.

Gewiss ist Ihnen bekannt, was Sie alles im Alltag benutzen und welcher Fähigkeiten Sie habhaft sind. Wissen Sie aber auch, wo im komplexen Rechenzentrum des Körpers, sprich dem Gehirn, diese außerordentlichen Komplexen Abläufe beginnen oder deren Zentren liegen? Also, ich weiß es nicht immer, da ich kein Neurochirurg bin und genau deshalb schlage ich nach. Hierzu also erst einmal der grobe Aufbau des Gehirns.

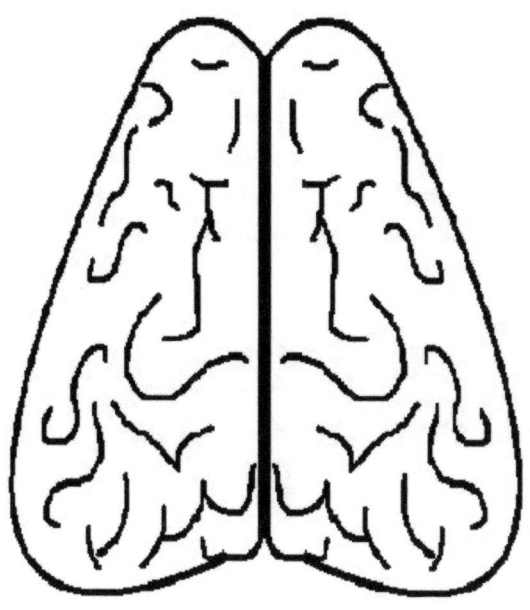

(Bild: D. Walther)

Dieses Bild zeigt das Gehirn von oben (im Transversalschnitt), sodass man beide Hirnhälften (Hemisphären) klar erkennt. In deren Mitte zeigt sich eine Furche, die beide Hälften voneinander trennt. Die falx cerebri media (eine Art Sehnensegel) spannt sich genau in dieser Furche und formt eine Rinne, die dem Blutabfluss dient. Unterhalb dieser Rinne verbindet der sog „Balken" genannt (corpus calosum) die beiden Hirnhälften miteinander, sodass beide Teile miteinander korrespondieren und sich Aufgaben teilen können. Genau hier ist u.a. einer meiner Entmarkungsherde.

Jede Hemisphäre ist für sich ein autarkes Gehirn und würde im Notfall ohne die andere Hälfte überleben können. Jedoch bilden beide Teile vereint erst das volle Operationsvolumen alle Aufgaben zu bearbeiten und lösen zu können.

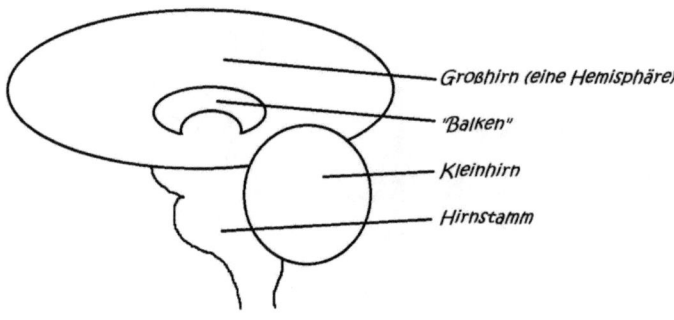

Großhirn (eine Hemisphäre)

"Balken"

Kleinhirn

Hirnstamm

(Bild: D. Walther)

Sie sehen in dieser schematisch vereinfachten Darstellung von der Seite (im Sagitalschnitt), dass das Großhirn über dem Hirnstamm liegt, gleich einer Baumkrone auf einem Stamm.

Hinter (in diesem Falle rechts im Bild) dem Stammhirn oder Hirnstamm liegt das Kleinhirn, welches den hinteren, unteren Teil unseren Schädels fast komplett ausfüllt. Leichte Schläge auf den Hinterkopf…okay, falsches Thema!

I) Hirnnerven

Das erste Unterthema des Gehirns sind dessen Hirnnerven. Es gibt insgesamt 12 Paare, also 24 einzelne Hirnnerven. Diese heißen Hirnnerven, weil sie eine Direktverbindung mit dem Hirn haben, ohne im Rückenmark umgeschaltet zu werden. Primär haben diese Nerven lebenswichtige und überlebenssichernde Aufgaben!

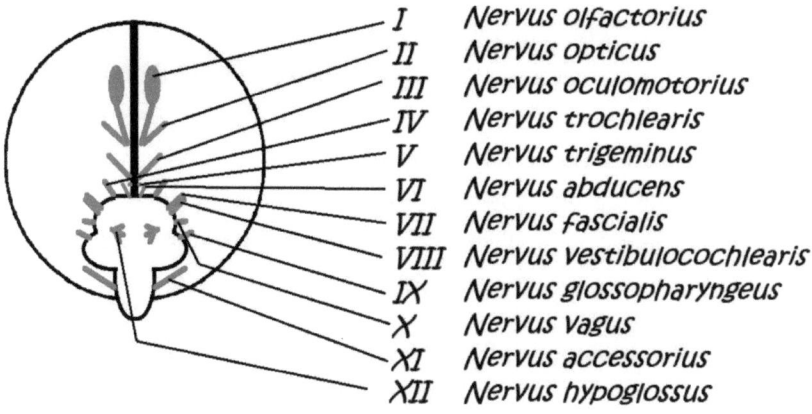

I	Nervus olfactorius
II	Nervus opticus
III	Nervus oculomotorius
IV	Nervus trochlearis
V	Nervus trigeminus
VI	Nervus abducens
VII	Nervus fascialis
VIII	Nervus vestibulocochlearis
IX	Nervus glossopharyngeus
X	Nervus vagus
XI	Nervus accessorius
XII	Nervus hypoglossus

(Bild: D. Walther)

Wie Sie sehen, haben diese lebenswichtigen Nerven römische Ziffern erhalten, während alle anderen Nerven des Körpers nicht nummeriert sind. Die Reihenfolge dieser Zahlen ist nicht etwa eine Staffellung der Wichtigkeit, sondern die anatomische Anordnung von vorn nach hinten (in diesem Falle aus einer Ansicht von unten im Transversalschnitt).

I. Nervus olfactorius: Er bündelt die Aufgaben des Riechens. Fällt dieser aus, so erkennen wir keine Gefahren mittels Geruch oder verdorbene Nahrung.

II. Nervus opticus: Dieser ist für das Sehen zuständig. Fällt er aus, sind wir blind.

III. Nervus oculomotorius: Er vereint die motorische Komponenten des Auges. Ist dieser betroffen, so wird das Sehen unscharf, verschwommen oder mit Doppelbildern versehen.

IV. Nervus trochlearis: Die Augenrollbewegung wird über diesen Nerven gesteuert. Fällt er aus, so haben wir keinerlei Möglichkeiten mehr den Augapfel zu bewegen und unser Blick bleibt starr gerade aus. Er ist also schon der dritte Nerv, der das Sehen ermöglicht, was Sie erkennen lassen sollte, wie elementar das Sehen für uns ist.

V. Nervus trigeminus: Dieser Nerv steuert u.a. die komplexen Bewegungen des Kauens und die Phonetik. Ohne diesen müssten wir uns von Suppen ernähren und bekämen keine Wörter geformt.

VI. Nervus abducens: Eine Kombination aus Augenzentrierung und sensiblen Anteilen der Wahrnehmung im Gesicht sind seine Aufgaben. Ohne ihn wäre eine Feineinstellung des Augapfels nicht möglich und gewisse Bereiche unseres Gesichts wären berührungsunempfindlich.

VII. Nervus fascialis: Er steuert unsere gesamte Mimik. Ohne diesen wäre eine Kommunikation nur noch mittels Wörtern möglich und ein maskenhaftes Gesicht die Folge. Daneben würden wir keine Berührungen im Gesicht wahrnehmen und uns wahrscheinlich all zu oft in diesem verletzen.

VIII. vestibulocochlearis: Die Steuerung vom Gleichgewicht und die akustische Wahrnehmung, sprich das Hören, sind seine Aufgaben. Bei Störungen wären wir taub und ohne Gleichgewicht. Stürze und immerwährendes Übergeben wären die Folge.

IX. Nervus glossopharyngeus: Er steuert das Schlucken. Ohne diesen, würden wir verhungern oder aspirieren (Fest- oder Flüssigstoffe in die Atemwege gelangen und daran ersticken).

X. Nervus vagus: Dieser komplexe Nerv zieht bis in die untere Bauchregion hinein und versorgt dabei alle passierten Organe. Große Teile des Verdauens, der Atmung und unserer Blutversorgung gehen auf sein Konto. Bei Störungen wären Gallensteine, Blutdruckveränderungen, Atembeschwerden, Verdauungsprobleme bis hin zu Selbstvergiftungen möglich. Kurzum – alles abwärts des Halses wäre gestört oder ohne Funktion.

XI. Nervus accessorius: Dieser koordiniert die Kopfdrehung, Schulterbewegungen und den oberen Anteil der Atemhilfsmuskulatur. Fällt dieser aus, sehen wir keine Gefahren neben uns, könnten keine Greifbewegungen oder Hangeln ausführen, könnten uns nicht ankleiden und würden also erfrieren und bei stärkeren Belastungen nicht ausreichend atmen.

XII. Nervus hypoglossus: Er koordiniert alle Zungenbewegungen und unterstützt das Schlucken. Ohne diesen Nerven gäbe es keine Wortbildung und damit sprachliche Kommunikation, Ertasten von Fremdstoffen im Nahrungsbrei und Verschlucken, bis hin zum Aspirieren.

Bei all diesen Aufzählungen von Symptomen habe ich stets nur das Extrem genannt. Natürlich gibt es auch Abstufungen, dass nicht direkt eine Taubheit droht, sondern eben eine Hörminderung und nicht direkt eine Blindheit, sondern ein stufenweises Schlechter-Sehen, jedoch setze ich voraus, dass Sie kreativ genug sind vom Extremen ins Leichter-Betroffene zu antizipieren und abzustufen!

II) Frontalbereich (Vorderhirn)

In diesem Abschnitt des Gehirns gibt es zahlreiche Prozesse und Funktionen, sodass ich mir wieder nur die großen und extremen Bereiche und deren Dysfunktionen (Fehlverhalten) herauspicke und diese Ihnen näher bringe.

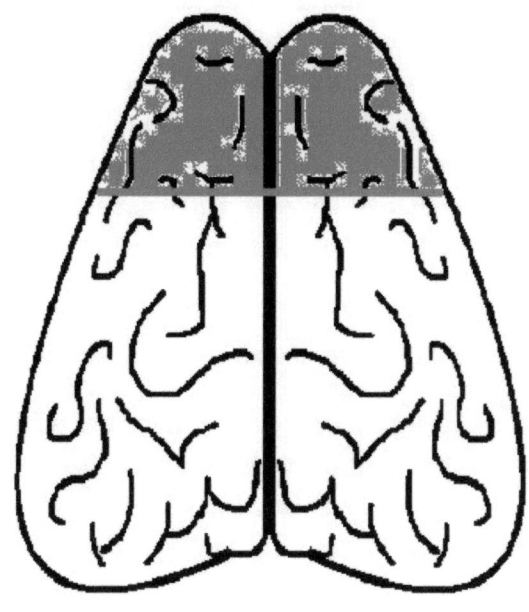

(Bild: D. Walther)

a) Broca-Zentrum

Dieses Zentrum im Vorderbereich des Gehirns ist für die Sprachbildung verantwortlich. Es geht hierbei nicht nur um die korrekte Lautbildung, sondern auch um Sinnhaftigkeit dieser motorisch geformten Geräusche. Ein U sollte auch als U verstanden werden und ein X sollte immer ein X bleiben. Klar gibt es Dialekte und schlechte Zähne, Sprachfehler und Eigenarten, aber die Motorik der Sprache im Gehirn meint in diesem Falle eine korrekte Abfolge von aneinandergereihten Buchstaben, sodass mein Gegenüber diese Geräusche als Wörter wahrnimmt oder eben ein Gesang als Gesang, ein Schnalzen als Schnalzen und so weiter. Kurzum: Bei Störungen im Broca-Zentrum verfehlt der Betroffene eine adäquate Artikulation.

b) Steuert und kontrolliert Bewegungen

Der vordere (frontale) Bereich des Gehirns trägt maßgeblich zur Steuerung und Kontrolle von Bewegungen bei. Wenn Sie z.B. Ihre Autoschlüssel auf dem Tisch liegen sehen und danach greifen möchten, erfolgt diese Bewegung meist ohne größeren Aufwand. Sie machen sich wahrscheinlich nur wenige Gedanken darüber, was alles nötig ist, um den Schlüssel aufzunehmen.

Das Vorderhirn schätzt erst die Entfernung, nachdem das Hinterhirn die Blickinformation (Sehen) des Zieles verarbeitet und an das Vorderhirn weitergegeben hat.

Anschließend wird in Millisekunden ein Bewegungsmuster herausgesucht, welches der bevorstehenden Bewegung ähnelt, denn meist greifen Sie nicht das erste Mal nach einem Gegenstand dieser Entfernung und dieser Größe. Neu zu erlernende Bewegungsmuster gehen anfänglich oft schief oder schießen über das Ziel hinaus, darum versorgt das Gehirn unsere Zielpeilung gerne mit Routinen!

Der Rumpf wird in die richtige Position und Entfernung eingestellt, da er oftmals noch einen Schritt benötigt oder ein Vorbeugen. Gleichermaßen hinterfragt das Vorderhin die eingegangenen Informationen des Hinterhirns, ob der Weg dahin wirklich frei ist oder noch ein Gegenstand im direkten Wege hängt, an dem wir uns stoßen könnten. Diese ständige Rückfrage geschieht mittels Auge und Blickverarbeitungsfeld des Hinterhirns.

Als Nächstes wird die Schulter tätig, hebt oder senkt sich, stellt die 5 Schultergelenke mittels Muskulatur in die nötige Vorspannung und sichert die Gelenke, damit bei der Bewegung des Armes kein Auskugeln statt findet.

Nun kann sich der Arm in Bewegung setzen, meist ein Anheben und eine Ellenbogenbeugung.

Bei all den vorab getätigten Muskelaktivitäten findet **immer** eine Soll-Ist-Wert-Abfrage statt, denn ein zu stark gehobener Arm bringt die Hand am Ziel vorbei, ebenso ein zu stark gebeugter Ellenbogen. Ein zu wenig geneigter Rumpf oder eine mangelnde Sicherung der Gelenke, lassen die „einfache" Aufgabe des Autoschlüsselbundgreifens ebenfalls scheitern.

Der Unterarm wird nun durch die Muskulatur in Position gedreht, damit das Handgelenk sich leicht anheben kann.

Erst jetzt, ewige Millisekunden nach Abrufen des Bewegungsmusters aus dem Speicher des Gehirns, öffnet sich die Hand, wobei jeder Finger und jedes Fingergelenk hierbei ebenfalls wieder genauestens auf eine Soll-Ist-Wert-Abfrage zurückgreifen muss. Sie werden lachen, aber für das Gehirn sind diese Millisekunden bereits **EWIG** her.

Die Hand senkt sich, wobei meist ein Handflächenkontakt den vorangegangenen Ablaufketten den Erfolg der Mission meldet, sodass ein Handschluss und Aufnehmen in die Hand des Schlüssels erfolgen kann.

Eine Prüfung des antizipierten Gewichts erfolgt ebenfalls bei der Aufnahme des Schlüssels. Liegt es zu hoch – Fehler und wir benötigen mehr Kraft, als erwartet, was uns meistens wundert. Liegt das Gewicht zu niedrig, überreißen wir meist überschwänglich die Bewegung des Aufhebens – Fehler, was uns wiederum wundert.

Je nachdem, wo Sie ihn als nächstes hinbewegen wollen, ruft das Gehirn nun weitere, bekannte Bewegungsmuster ab.

Und da wundern Sie sich noch, um was Sie sich bis jetzt noch keine Gedanken gemacht haben, weil das Gehirn diese Tätigkeiten für Sie stillschweigend übernommen hat?!

Bei all diesen Einzeltätigkeiten, können Veränderungen oder Ausfälle drohen, wenn das Vorderhirn einen Entmarkungsherd aufweist oder einen akuten Schub! Sie sehen, da können schon viele der 1000 Gesichter der MS zusammen kommen.

c) Persönlichkeit und Sozialverhalten

Ebenfalls im Vorderbereich des Gehirns sitzen Sie!

Was ich?!

Ja, genau Sie; Ihr Ich und das, was Sie allein von den anderen Menschen um Sie herum unterscheidet. Hier sitzt die Persönlichkeit. Damit wir nicht alle Roboter auf diesem Planeten sind, oder einzellige Amöben, hat uns die Natur eine Persönlichkeit entwickeln lassen. Wenn dieser Teil von einer MS betroffen ist, so verändert sich der Mensch von seinem Wesen her. Ging Person X vorher lebensfroh durchs Leben, so kann es genau ins Gegenteil umschlagen. Die gesamte Bandbreite an Persönlichkeitsstörungen setzt hier an:

Paranoide, Schizoide, Histrionische, Narzisstische, Dissoziale, Borderliner, Selbstunsichere, Abhängige und Zwanghafte, bis hin zu den passiv-Aggressiven!

Die Bandbreite an Veränderungen ist so breit gefächert, dass Ihnen dieses enorm große Themengebiet besser anderweitige Fachliteratur erklärt, da wir sonst sicherlich nicht unter 400 Seiten raus kämen.

Damit verbunden, ist das Sozialverhalten betroffen, wenn das Vorderhirn von der MS angegriffen wird. Sozial umgängliche Menschen könnten plötzlich Einsiedler werden. Introvertierte Menschen könnten urplötzlich extrovertierte Gruppengänger werden und das Mauerblümchendasein hinter sich lassen. Liebe könnte Buchstäblich zu Hass werden, Philanthropen zu Misanthropen, Soziale bis hin zu Asozialen. Gerne halte ich dieses Gebiet ebenfalls nur angerissen oberflächlich, da jeder Mensch bereits sein Kreuz zu tragen hat und jeder Satz ohnehin schon als eine Anklage aufgefasst werden könnte – Kurzum: Stellen Sie sich einfach vor, dass Sie sich insoweit verändern würden, dass man auf Sie zukäme und Ihnen unmissverständlich mitteilen könnte, dass Sie sich verändert hätten.

d) Pyramidenbahnen Beginn

Als letzten Punkt für diesen Bereich möchte ich Ihnen die Pyramidenbahnen aufzählen. Nein, wir befinden uns nicht in Ägypten, sondern immer noch im Gehirn und zwar im Vorderteil – nicht Abteil.

Die Pyramidenbahnen sind ebenfalls Kerngebiete, die dem Mittelhirn, nämlich dem motorischen Cortex zugeordnet werden können. Ihre Quellgebiete sind jedoch z.T. so ausladend, dass ich sie im Vorderbereich ebenfalls erwähne.

Der Tractus corticospinalis und der Tractus corticonuclearis bilden die beiden Hauptteile, welche sich gleich einer auf dem Kopf stehenden Pyramide bündeln und als Hauptfunktion die

Aktivierung von Motoneuronen (Nervenfasern für die Willkürmotorik) zur Durchführung von Bewegungen bedienen. Wenn diese durch die MS betroffen sind, treten Reflexe auf, die wir zuletzt als Säuglinge zeigten und durch Willkürmotorik unterdrückten:

*(Auszug aus meinem Buch: „**Ein Raum für Tests**")*

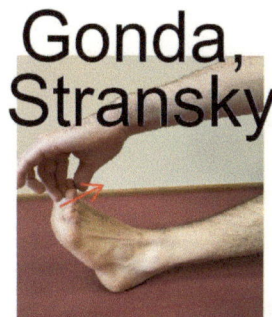

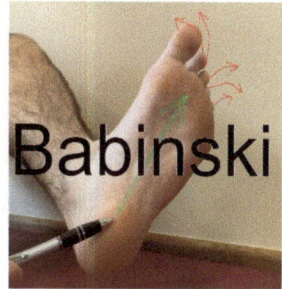

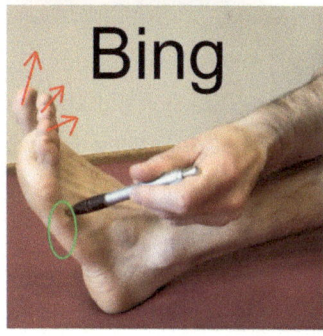

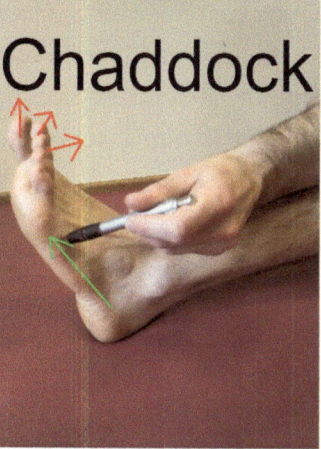

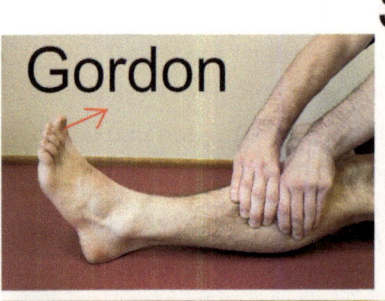

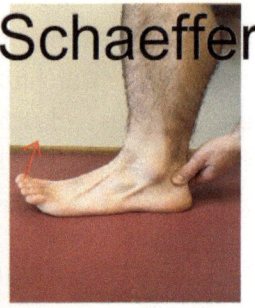

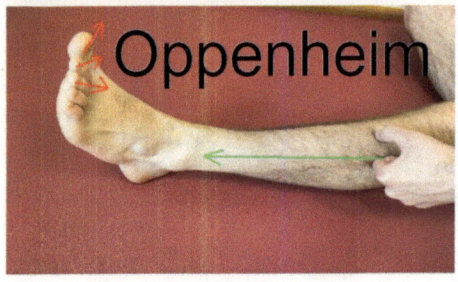

Zusätzlich kommt es oft zu Kloni (unwillkürliche, rhythmische Kontraktionen von Muskeln bzw. Muskelgruppen) und/oder Tremor (unwillkürliches, sich rhythmisch wiederholendes Muskel- und Extremitätenzittern). Stellen Sie sich einfach vor, Sie wollen nach einem Glas greifen und auf dem Weg dahin schlackert der Arm, sodass Sie nur mit Mühe das Glas ergreifen. Beim Zurückziehen, verschütten Sie die Hälfte des Inhalts und wohlmöglich lassen Sie es sogar fallen. Ebenso gibt es auch Varianten des Beines, sodass ein Schritt kein sicherer Schritt werden würde, sondern eine ziemlich wackelige und abenteuerliche Angelegenheit. Stellen Sie sich einfach hierzu vor, dass man Teile Ihrer Gelenke im Bein mittels Gummi ersetzt hätte, statt soliden Komponenten – ein Drahtseilakt!

III) Dorsalbereich (Hinterhirn)

Mit dem Hinterhirn meine ich in diesem Falle nicht etwa das cerebellum (Kleinhirn), sondern den hinteren Bereich der Großhirnrinde. In diesem finden sich, neben diversen allgemeinen Anteilen, die spezifischen Kerne des:

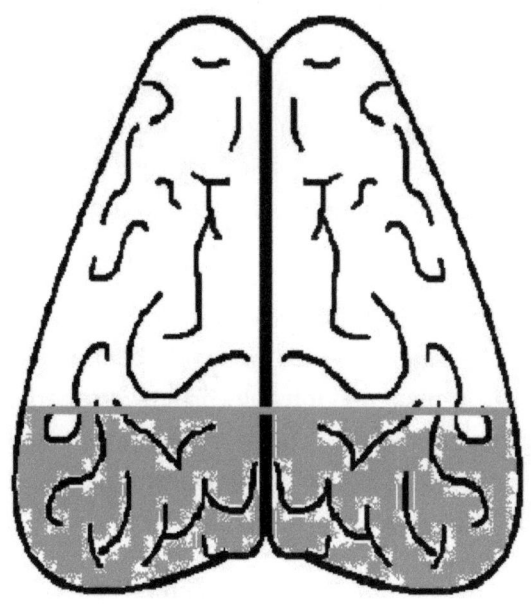

(Bild: D. Walther)

a) Wernicke-Zentrums

Diese Ansammlung an Zellkernen ist für das Sprachverständnis verantwortlich und bildet mit dem Broca-Zentrum des Vorderhirns unser Sprachzentrum. Im Wernicke-Zentrum werden Töne mit Bedeutungen verknüpft, sodass wir verstehen, was unser Gegenüber meint. Beherrschen wir diese Sprache nicht, erkennen wir zumindest eine Andersartigkeit und den Unterschied zwischen einzelnen Lauten, Melodien und Wörtern. Oftmals werden diese Informationen mit dem Limbischen System (Sitz unserer Emotionen) gekoppelt, sodass verschiedene Töne, Lieder oder Wörter gleichsam mit Emotionen verbunden werden.

Sofern hier eine Schädigung durch die MS Platz findet, verstehen die Betroffenen einzelne Wörter nicht mehr, Satzkonstruktionen ergeben keinen Sinn mehr oder die Widergabe von Texten werden mit Füllwörtern versehen. Wortneuschöpfungen, wie z.B. Zebrafant oder Autopool sind ebenso Zeichen einer Schädigung dieses Zentrums, welche jedoch öfter bei Alkoholismus auftreten, als bei der MS.

b) Zentrums für Planung und Regulation komplexer motorischer sowie intellektueller Handlungen

In Absprache mit dem Vorderhirn, ist das Hinterhirn für nahezu alle Rückfragen von Soll-und Istwerten von Bewegungen verantwortlich. Entsinnen Sie sich des Beispiels mit dem Aufheben des Schlüsselbundes? Wann immer eine Rückfrage gestellt wird, wann immer ebenso die Augen eine

Zielkontrolle vornehmen müssen, kommt das hintere Planungsfeld des Gehirns ins Spiel. Warum eine Information vom weitentferntesten Punkt des Vorderhirns zum diametralen Pendent gesendet wird, kann ich nur spekulieren:

Damit diese Information möglichst viele Bereiche des Hirns durchstreifen muss, die wiederum Stellglieder für Korrekturen und Absprachen darstellen (aber das ist nur meine, nicht neurophysiologische, Antwort).

Ferner sind Teile des Hinterhirns maßgeblich für logische Handlungen und Abfolgen reserviert, die ebenso mit dem Intellekt zu tun haben. Plumpe Bereiche erzielen plumpe Handlungen, während ausgereifte und vernetzte Bereiche komplexe und feinabgestimmte Handlungen erreichen. Hier setzt also nicht nur die Reaktion auf gewisse Kausalitäten an, sondern auch die Koordination und Umsetzungsgeschwindigkeit dieser Reizantworten. Dies wird wohl der Grund dafür sein, weshalb es schon immer hieß:

„Leichte Schläge auf den Hinterkopf erhöhen das Denkvermögen."

Ich kann Sie beruhigen: Dem ist nicht so. Kein Schlag wird hier etwas ankurbeln oder katalysieren! Stellen Sie sich einfach vor:

Der bekannte Schlüsselbund muss aufgehoben werden, um logischerweise in das passende Schloss gesteckt zu werden, um z.B. aus dem dazugehörigen Schrank einen Stift zu entnehmen, um wiederum etwas aufzuschreiben. Diese einfache Verkettung setzt voraus, dass Sie die einzelnen Schritte in eine logische Abfolge bringen können und nicht etwa mit dem Schlüssel auf der Schranktür etwas einritzen oder die Tür aufbrechen, um den Schlüssel neben den Stift zu legen. Weiter setzt es voraus, dass Ihnen wohl bewusst ist, dass dieser Stift in dem verschlossenen Schrank liegt und Sie den Schlüssel zum Öffnen des Schrankes benötigen.

Wenn also hier MS-Herde entstehen, sind kausale Abläufe gehemmt, verlangsamt oder generell fehlerhaft.

Zusätzlich sind Teile des räumlichen Denkens und des Zahlenverständnisses hier untergebracht. Sie ahnen sicher wohl, was bei Betroffenen geschieht.

c) Sehrindenzentrums

Das Sehzentrum hat schier endlose und riesige Datenmengen an Informationen zu verarbeiten, um Ihnen die Möglichkeit zu geben überhaupt Objekte und Bewegungen wahrzunehmen, Entfernungen einzuschätzen oder Situationen zu erfassen und von anderen zu unterscheiden.

Zuerst beginnt ein Sehreiz in der Unterscheidung von hell zu dunkel, wofür spezielle Nervenzellen in Ihrem Auge zuständig sind. Weiter gibt es spezielle Zellen im Auge, die es Ihnen ermöglichen unterschiedliche Farben wahrzunehmen, wobei ultraviolettes Licht oder infrarotes Licht nicht wahrgenommen werden können. Dazwischen ergießt sich die gesamte Bandbreite eines Regenbogens mit einer Vielzahl von Farbvarianten. Jetzt sagt Ihnen das Auge jedoch immer noch nicht, wie weit etwas weg sein könnte oder um welche Art von Objekt es sich handelt. Nicht einmal, ob dieses Etwas still stehe oder sich bewegen würde. Alles das übernimmt die komplexe Verarbeitungsmaschine „Sehzentrum" Ihres Hinterhirns. Schatten, Halbschatten oder Helligkeit, Rot, Gelb oder Blau, ja sogar Fußball, Lokomotive oder Kistenclown – All das differenziert das Sehzentrum in kognitiver Absprache mit Ihrem Datenspeicher an bereits gemachten Bilderfahrungen.

Sie sehen einen Drachen fliegen und anhand der eingeschlagenen Richtung, der einzelnen Winkel zum Boden und einer zurückgelegten Wegstrecke, erkennen Sie, dass er in 3 Sekunden auf den Boden stürzen wird! Ist bei der MS dieses Teil des Gehirns betroffen, fallen einzelne Informationen weg, sodass sie nicht mehr erkennen können, ob ein Apfel ein Apfel ist, ob er rot oder grün gefärbt wäre, nicht einmal ob er nah an Ihnen dran läge oder am anderen Ende des Raumes. Bescheiden!

Im schlimmsten Falle aller Möglichkeiten versagt Ihnen das Zentrum den Dienst generell und Sie wären blind. Bescheiden[2]!

Drehen wir das Rad noch einmal ein wenig zurück. Der Drachen und die zurückgelegte Wegstrecke. Wer sagt Ihnen denn, ob es 5 Meter oder nur 5 cm Weg waren, die der Drachen in den Sekunden zurück gelegt hat?

Wer gibt Ihnen denn die Möglichkeit dessen Bewegungen überhaupt zu folgen oder diesen dann noch vorausschauend zu antizipieren?

Das Sehzentrum erlaubt also ebenfalls eine Blickverfolgung von Bewegungen und/oder Objekten und kann ganz leicht ausgetrickst werden.

Stellen Sie sich hierzu vor, Sie säßen in einem Zug. Dieser steht in einem Bahnhof und Sie blicken aus dem Fenster. In ungefähr 80cm Entfernung steht ein weiterer Zug direkt in Ihrer Blickrichtung. Einer der beiden Züge beginnt nun sich in Bewegung zu setzen – Nur welcher?

Im ersten Moment kann Ihr Gehirn diese Art von Informationen nicht zuordnen, ohne auf weitere Informationen von anderen Aufnahmequellen (Körpersensorik) zurück zu greifen. Erst wenn Sie bemerken, dass es einen Stoß des Abteils gab oder Sie kurzzeitig in den Sitz gedrückt werden, manchmal auch, wenn Sie leicht schwanken und sofort wieder aufrecht ausgleichen, erst dann weiß Ihr Gehirn, dass es der Wagon war, in dem Sie sitzen, der sich in Bewegung gesetzt hat.

IV) Mittelhirn

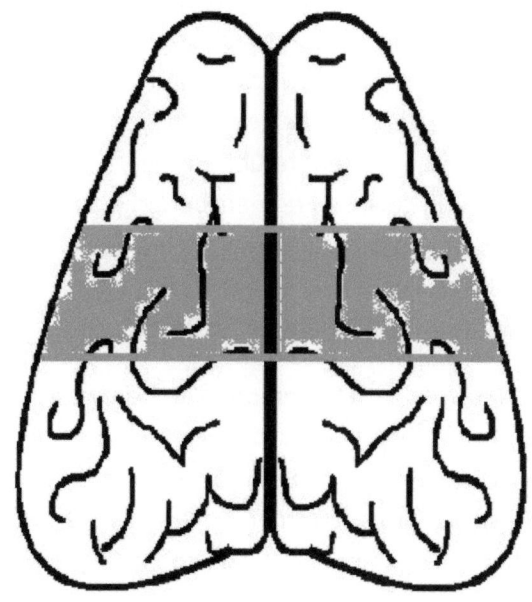

(Bild: D. Walther)

Wenn Schädigungen des mittleren Gehirnbereichs entstanden sind, zeichnen sich ebenso gravierende, wie auch verstörende Symptome ab. Gestaffelt nach den Zentren, greift die MS z.B. folgende Funktionen an:

a) Auditives-Zentrum

Das auditive Zentrum sind die Nervenzellenansammlungen, die für die Verarbeitung und Interpretation von akustischen Informationen und Signalen verantwortlich sind. Durch dieses Zentrum sind wir erst in der Lage die gehörten Signale unseres Ohrorgans (Mittel-, Innenohr und Hörnerv) in Tonhöhe, Tonstärke und gewisse Frequenzbereiche zu unterschieden. So nehmen wir Tonfolgen, Melodien und Wörter anders wahr, als z.B. ein Schabegeräusch, einen Düsenjäger oder einen Presslufthammer in Betrieb.

Es kann hierbei zu Hörminderung, temporären (zeitweisen) Ausfallerscheinungen, Taubheit oder Klangveränderungen kommen, wenn dieses Zentrum angegriffen ist. Zum Beispiel kann ein MS-Patient das Summen einer Biene so verstärkt störend wahrnehmen, dass dieser sogar Schmerz empfindet oder im Umkehrschluss so hörgemindert sein, dass er das Hupen eines nahen LKW nicht wahrnimmt.

Ebenso sind Veränderungen der Wahrnehmung möglich, dass die Tonleiter verzerrt oder nur teilweise erfasst wird. Ein C kann zu einem F werden oder einem Dis usw.

b) Humunculus

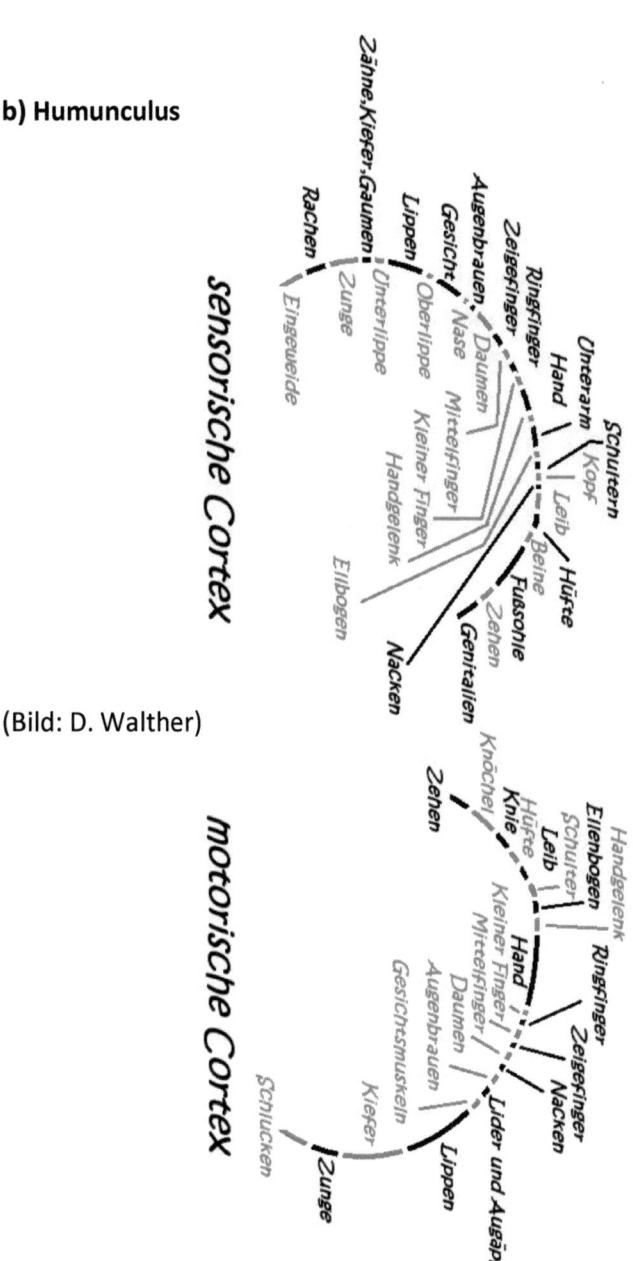

(Bild: D. Walther)

Um das vorangestellte Bild zu verstehen, müssen Sie erst einmal wissen, dass es sich um einen Frontalschnitt (als schneide man eine Brotscheibe mittig, wobei vorn und hinten ausgerichtet bleibt) vom Mittelhirn handelt. Nun sehen Sie zwei Bereiche, wobei der motorische Bereich (für die Bewegungsausführung) **vor** dem sensorischen Bereich (für die sensible Wahrnehmung) und nicht nebeneinander zu finden ist. Nur aus Gründen der besseren Gegenüberstellung, wählte ich eine gespiegelte Darstellungsform. Die einzelnen Felder sind nicht kongruent zueinander, sondern haben verschiedene Größen und damit Dominanz.

Im motorischen Teil gehen alle Bewegungsaufträge an den jeweiligen Bereich ab, um die Funktion dieses Bereiches auszuführen. Hierbei hat das Rückenmark und die motorische Endplatte am Muskel die eigentliche Aufgabe der Feinkoordination, während das Hirnfeld lediglich den Auftrag sendet. Hierbei ist zu erkennen, dass die Hand, die Lippen und die Zunge besonders große und damit differenzierte Areale einnehmen.

Sind hier einzelne Areale von der MS betroffen, so entstehen ungenaue Pläne und damit ungenaue Ausführungen dieser motorischen Pläne. Spastiken, überschießende Bewegungen oder Funktionsverlust können hierbei auftreten, wie unkoordinierte Abläufe, dass z.B. Schritte zum Stolpern führen, Gegenstände aus der Hand fallen oder der Mundschluss beim Trinken nicht vollständig ist und der Betroffene Flüssigkeit verliert.

Im sensorischen Teil laufen alle Sinnesreize des zugeordneten Bereichs ein und werden dort „wahrgenommen". Vor diesem Gehirnareal ist es lediglich ein elektrischer Reiz, der sich den Weg vom z.B. kleinen Finger durch den Körper bahnt. Erst im jeweiligen sensorischen Gebiet des Mittelhirns nimmt unser Körper auch wahr, dass es sich um den kleinen Finger handelt und nicht um den Rücken.

Bei Schädigungen dieses Bereichs, können Sie sich sicherlich vorstellen, was die Betroffenen erwartet!

Die volle Bandbreite von Über- (Hyper-), Unter- (Hypo-) oder Missempfindungen (Dysästhesie) sind hierbei denkbar und oftmals auch vorhanden. Das Wort „Anästhesie" kennen Sie wahrscheinlich aus der Betäubung einer Operation, jedoch heißt dies lediglich so viel, wie komplett wahrnehmungsgestört oder eben taub. Auch dies ist bei MS-Betroffenen möglich!

c) Pyramidenbahnen II

Ein zweites Mal machen wir uns, dieses Mal jedoch nur kurz, mit den Pyramidenbahnen bekannt. Denn auch im Mittelhirn entspringen Faseranteile, die durch den Tractus pyramidalis, Befehle vom motorischen Cortex des Hirns zu den Muskeln im Körper senden (insbesondere die Feinmotorik der Hand, Finger, Füße, Zehen und des Gesichts). Alles Weitere hatten wir bereits im **II Frontalbereich (Vorderhirn)**.

d) Verarbeitung der Sinnesinformationen

Neben dem Humunculus, also als Nebenfunktion des sensorischen Bereichs des Mittelhirns, sind ganze „Stadteile" des Gehirns allein nur dafür abgestellt ebenso Vibrationen, die Temperatur, Schmerzreize, sowie Informationen über die Lage und Stellung der Körperteile im Raum (Propriozeption) permanent zu verarbeiten.

d1) Fangen wir bei Vibrationen an. Diese werden von den Vater-Pacini-Körperchen in der Unterhaut registriert und via Rückenmark ins Gehirn gesendet, doch was sind Vibrationen eigentlich?

Vibrationen sind Kleinsterschütterungen des Körperbereichs und können sowohl in ihrer Stärke, als auch in Ihrer Frequenz unterschieden werden, die sehr oft als Erstindikator einer Wahrnehmungsschwäche vermindert sind.

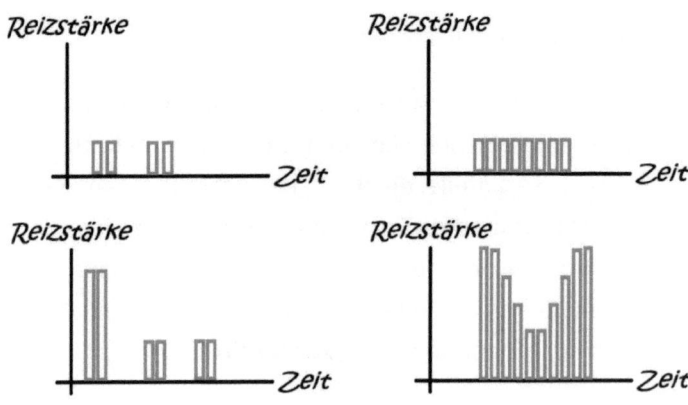

(Bild: D. Walther)

Aus diesem Grunde gibt es bei den Fachärzten der Neurologie ein gängiges Testverfahren, mit einer genormten Stimmgabelvariante in Vibrationsschwingung, verschiedene Körperteile zu berühren und auf die Rückmeldung des Patienten zu warten, wann dieser die Schwingungen nicht mehr verspüre.

Analog hierzu gibt es den **Rinne-Weber-Test** für das auditive Hirnareal. Diesen finden Sie z.B. in meinem Erstwerk „**Ein Raum für Tests**"

Bei Patienten mit MS, die hiervon betroffen sind, ist also das Vibrationsempfinden gemindert. Nicht so schlimm, denken Sie?

Da jeder Schritt u.a. eine Erschütterung ist, gibt es also allein hier schon weniger Rückmeldung, auf die Sie sich verlassen könnten. Auch die Tiefenwahrnehmung und Lageveränderung würden unter diesem Ausfall mitleiden.

d2)Temperatur

Die Körpereigene Regelstelle der Körpertemperatur befindet sich um Hypothalamus, worauf wir an dieser Stelle gesondert eingehen werden. Die Wahrnehmung der einzelnen Körperteile und der Umgebung zum Thema Temperatur befindet sich im Mittelhirn.

Durch freie Nervenendigungen, die sowohl einen Teil für „Kälte" (auch wenn es in der Physik keine Kälte gibt) als auch einen für Wärme besitzen, wird uns ein Gefühl für die

Temperatur vermittelt. Kältewahrnehmung ist besonders im Bereich 20 bis 32°C effektiv mittels sog. „Kälterezeptoren" und Wärmewahrnehmung im Bereich zwischen 32 und 42°C via sog. „Wärmerezeptoren". Dieses Gefühl wiederum kann lokal begrenzt wahrgenommen werden oder systemisch. Ein Beispiel hierzu ist, dass einige Menschen beschreiben, dass im Falle von kalt werdenden Füßen oder Ohrläppchen eine tendenziell allgemeine Körperkälte zunähme.

Die Temperaturwahrnehmung ist zusätzlich an unsere Durchblutung gekoppelt und umgekehrt. Bei anhaltenden 40°C im Schatten der Umgebung wird uns selten kalt, sodass der Körper jedoch ebenso versucht sein wird den Körper nicht stärker zu durchbluten, als es bei den äußeren Umständen nötig ist.

Ich persönlich habe drei Dinge in Bezug zu Wärme an meinem Körper mit und/oder nach der MS registriert:

1. lokale Überwärmung meines rechten, hinteren Oberschenkels ist in meinem Falle kontraproduktiv

2. solange meine Füße „kalt" sind, bekämpft es mein Hauptsymptom die Fatique (siehe Symptome im Späteren Teil des Buches)

und

3. Umgebungstemperaturen unter 10°C sind für mich grenzwertig, weil der längere Aufenthalt ohne Bewegung oder Wärmezufuhr zu Schmerzen im gesamten Körper bei mir

führt und fallende Umgebungstemperaturen geringer als 10°C bis unter 0°C zu gesteigertem Schmerzverhalten. Sprich je kälter es ist, umso schmerzlicher wird es für mich.

Betroffene Menschen mit MS erhalten also Fehlinformationen über die Temperatur, respektive gestaltet sich der Umgang mit Temperatur anders geartet, als die geltende Norm es erwarten würde.

d3) Schmerzreize

Mit dem Begriff Schmerz verbinden die Menschen ganz unterschiedliche Wahrnehmungen. Selbst die Schmerzwahrnehmung als solche hat verschiedene Qualitäten und damit ist Schmerz nicht gleich Schmerz.

Zu diesem Thema gibt es ganze Abhandlungen und mittlerweile sogar ein eigenes Medizingebiet mit den dafür notwendigen Ärzten und Therapeuten, die sich ausschließlich um das Thema „Schmerz" sorgen und kümmern.

Gehen wir also nur kurz in die Thematik ein, um verstehen zu können, warum besonders das Mittelhirn die Information „Schmerz" als genau diese auslegt und interpretiert. Denn genau das ist Schmerz erst einmal. **Vor** dem Erreichen der Mittelhirnareale ist „Schmerz" nichts anderes als ein Informationsreiz, wie eben Wärme, Berührung oder Lageempfinden auch. Zusätzlich ist Schmerz ein Schutzreiz vor weiteren Gefahren und eine Erinnerung an unseren gemachten Fehler. Dienlich ist dieser auch bei Heilungen, sprich Entzündungsprozessen, um Ruhe in betroffene Gebiete zu bekommen, sodass wir **eben nicht** einfach weiter bewegen und so tun, als gäbe es dort keine Schädigung.

Wer Interesse an der Schilderung einer handelsüblichen Heilungsphase/ Entzündung hat, dem empfehle ich meine Lektüre „**Behandlung nach 4 Ebenen**", ebenso für eine genauere Ausführung zum Thema Schmerz.

Nimmt also ein handelsüblicher Reiz, wie eben ein Druckreiz oder Dehnungsempfinden ein zu hohes Maß an, so empfinden wir dies als Schmerz und können genau zuordnen wo und mit welcher Intensität dieser statt findet. Zahnschmerz, durch eine gesteigerte Sensibilisierung, tiefsitzende Organschmerzen oder Schmerzen bei Brüchen von Knochen haben einen weitaus komplizierteren Aufbau, sind und bleiben jedoch trotzdem nur Reize, die als Schmerz im Mittelhirn interpretiert und damit wahrgenommen werden.

Patienten mit MS können in drei verschiedene Kategorien von Schmerzempfindungsdefiziten eingeordnet werden:

1. Hyperästhesie (vermehrte Schmerzwahrnehmung):

Zu diesen Menschen darf ich mich leider zählen. Wie bereits geschildert, tut Kälte mir weh, obwohl sie in keinem Verhältnis zu einer evtl. stattfindenden Schädigung stünde. Betroffene Personen leiden also unter einer temporären oder partiell gesteigerten Schmerzwahrnehmung eines oder mehrerer Reizbereiche.

2. Hypoästhesie (verringerte Schmerzwahrnehmung):

MS-Betroffene können an gewissen Stellen oder Körperteilen eine Verringerung der Schmerzwahrnehmung aufweisen, was einem Boxer bestimmt gefallen würde, jedoch nicht der Person, die sich beim Kochen verbrennt und es erst verzögert merkt, wenn die Haut schon schwarz und kohlig ist.

oder

3. Anästhesie (Schmerzfreiheit):

Der betroffene hat für ein bestimmtes Areal oder größere Teile des Körpers einen Ausfall an Schmerzwahrnehmung, was im ersten Moment zwar ganz brauchbar scheint, jedoch meist zu einer infektiösen Verschleppung führt. Stellen Sie sich bitte vor, dass Sie in einen rostigen Nagel treten, es jedoch nicht bemerken und irgendwann einen eitrigen und stark verfärbten Fuß haben, der ggf. amputiert werden müsste. Immer noch brauchbar? Wohl kaum.

Um hier noch wenige Evolutionsforschende glücklich zu stimmen, stelle ich noch zwei Begrifflichkeiten vor, die ich ebenso erklären möchte:

a) Protopathic

Dieses, sehr früh im Säuglingsalter bereits ausgebildete, Wahrnehmungsbahnensystem sichert die Interaktion mit der Umwelt und deren Wahrnehmung in den ersten Wochen und Monaten unseres Lebens. Primär leitet es alle Informationen zielsicher ans Gehirn weiter und initiiert die Schutzreflexe. Dieses bleibt ein Leben lang rudimentär (unterschwellig) erhalten und kommt dann wieder zum Vorschein, wenn die erlernte Epikrithic ausfällt. Sei es durch Krankheiten, Verletzungen oder anders gearteten Geschehnissen – wie z.B. eben auch einem Schlaganfall oder der MS. Diese sichern dann, durch ihre unmyelinisierte Faserstruktur weniger bis keine Angriffsfläche für eine Autoimmunreaktion, unser Überleben, sind jedoch weniger komplex und effizient im Handlungsumfang.

b) Epikrithic

Dieses Fasersystem ist ebenfalls bereits bei der Geburt in unserem Körper aktiv, muss jedoch erst „lernen". Durch immerwährenden Informationsfluss und Gegenreaktionen übernimmt es im Laufe unseres Lebens mehr und mehr die Informationsleitung, bildet neue Nervenbahnen und Verschaltungen unseres Nervensystems. Die Komplexität und die myelenierten Fasern machen dieses System sehr anfällig für Autoimmunreaktionen der MS, weshalb die hoch koordinativen Merkmale, wie Vibrationsempfinden, Propriozeption und Feinwahrnehmung schnell leiden, wenn ein Schub dieses System herausfordert.

d4) Propriozeptrion

Unter diesem Begriff können sich viele Menschen nicht all zu viel vorstellen, weswegen wir ein kleines Experiment starten werden:

Suchen Sie sich zuerst bitte eine zweite Person, die diesen kleinen Versuch mit Ihnen durchführt.

Anschließend stellen Sie sich bitte hin und schließen die Augen, ohne umzukippen oder hinzufallen (dies wäre schon das erste Anzeichen für eine Propriozeptionsstörung).

Lassen Sie sich nun von Ihrer Zweitperson „einstellen". Diese Person wird angewiesen, einen Arm willkürlich von Ihnen zu beugen, den Ellenbogen zu strecken oder zu beugen, die Hand abzuklappen oder eben nicht, die Finger zu positionieren und den Kopf in eine Richtung zu drehen. Alles soll rein passiv geschehen und ohne, dass Sie Ihre Augen dabei öffnen.

Bitte halten Sie diese Positionen und beschreiben Sie Ihrer „Einstellperson" genau, in welchen Positionen sich welcher Teil des Armes, der Schulter und des Kopf befindet.

Für jedes richtige, übereinstimmende Gelenk können Sie Punkte vergeben und im Idealfall erreichen Sie z.B. 10/10 oder 15/15.

Die Propriozeption könnte man einfach als Tiefenwahrnehmung bezeichnen, wenn es auch ein komplexer Apparat ist, der Ihnen immer wieder Rückmeldungen darüber gibt, wie welches Gelenk, welches Körperteil oder welcher Muskel im Raum positioniert ist. Und das eben alles ohne die Augen hierzu zu benötigen.

Bei Ausfällen einzelner Körpergebiete leidet unserer Wahrnehmung darunter, sodass wir z.b. die Kaffeetasse nicht erreichen oder überschwänglich umwerfen. Gleichgewichtsstörungen können auftreten oder Dinge fallen uns ständig aus den Händen. Einsacken der Beine bei Schritten ist ebenfalls denkbar oder das falsche Abschätzen des Abstandes bis zur nächsten Stufe samt Hinfallens.

V) Kleinhirn

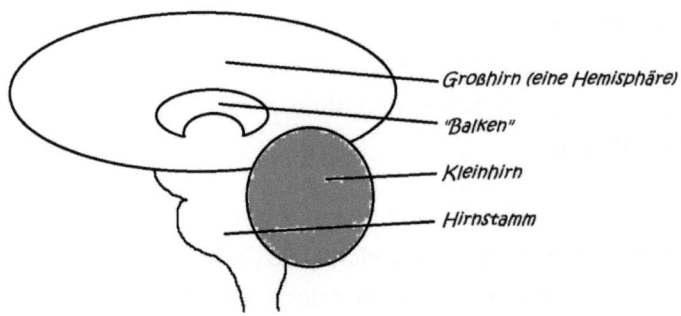

Das Kleinhirn ist aktuell in eine Aufbruchsstimmung der Forschung involviert. Erfüllte es früher „lediglich" koordinative Aspekte und des Gleichgewichts, so fand man heraus, dass es immer dann tätig ist, wenn das Großhirn feinkoordinative Bewegungsmuster (wie z.B. einen Faden in eine Nadelöse zu bringen) erfüllt. Weitergehend fand man ebenso heraus, dass neu erlernte Bewegungsmuster erst im Kleinhirn „zwischengeparkt" werden müssen, um höheren, kognitiven Zentren zu dienen.

Zum Thema Gleichgewicht schreibe ich Ihnen nur eine Kurzfassung für das Verständnis:

Unser Gleichgewichtsorgan im Innenohr funktioniert mittels eingeschlossener Flüssigkeit und winzig kleiner Flimmerhärchen. Wann immer wir eine Lageveränderung des Körpers erfahren (in diesem Falle des Kopfes), streicht die Flüssigkeit über diese Härchen und lässt die daran angebundenen Tastrezeptoren wahre Funkenregen sprühen. Diese Leuchtfeuer gelangen ins Kleinhirn und schildern uns welche Lage wir einnehmen, welche Lageveränderung wir erfuhren und mit welcher Beschleunigung wir uns dahingehend bewegten und weiter bewegen.

Sie sehen, dass allein diese Verarbeitung schon einen riesigen Verarbeitungsbereich benötigt und diesen findet man im Kleinhirn!

Wenn nun also Menschen mit MS im Kleinhirn einen Entmarkungsherd haben, fällt die Verarbeitung dieser Lageveränderungen nicht direkt aus, jedoch leiden die Verarbeitungszeit und die –qualität. Verzögerungen oder Fehlinterpretation können wieder zum Schwindel führen, Stürze verursachen, Erbrechen forcieren oder ein Achterbahngefühl hinterlassen.

Zu den weiteren Funktionen des Neuerlernten halte ich mich bedeckt, da ich selber noch zu wenig darüber in der Fachpresse las, um es hier weiter geben zu können.

VI) Hirnstamm

Um es vorweg zu nehmen, gibt es im Hirnstamm genauso einzelne Bereiche, die jeweils einzelne Spezialisierungen besitzen, wie im Großhirn. Diese haben wiederum einzelne Namen und Aufgaben, die ich Ihnen in Kurzform näher bringen möchte und ebenso die möglichen Symptome, falls ein/e MS-Betroffene/r in diesem Bereich einen Entzündungs- und anschließend Vernarbungsprozess durchläuft:

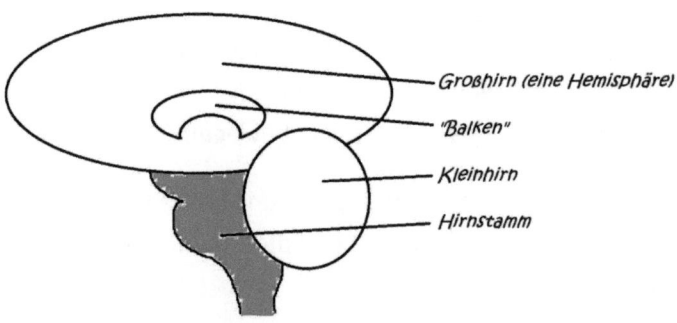

Zum oberen Bereich des Hirnstamms zählen das Diencephalon (zusammengesetzt aus Thalamus und Hypothalamus), das Mesencephalon, PONS und die medulla oblongata, mit all ihren Untergruppen und Kerngebieten.

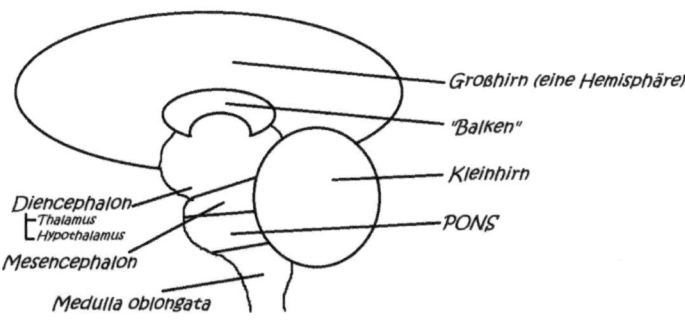

Großhirn (eine Hemisphäre)

"Balken"

Kleinhirn

PONS

Diencephalon
├ Thalamus
└ Hypothalamus

Mesencephalon

Medulla oblongata

a) PONS:

In diesem Teil des Hirnstamms werden Willkürbewegungen feiner abgestuft und nochmals kontrolliert, um die Feinmotorik zu verbessern und damit das Kleinhirn zu speisen. Letzten Endes könnte man jetzt meinen, dass man dies schon 20 Mal gelesen hätte, jedoch stellen Sie sich bitte vor, dass der Bewegungsauftrag von der Hirnrinde ja an die ausführende Muskulatur übermittelt werden muss. Dabei passiert die Information zwangsläufig den Hirnstamm, sodass alle Anteile, die passiert werden, Einfluss auf die Ausführung nehmen können. Ein Beispiel hierfür ist ein Frisbee, den Sie fangen möchten, der im letzten Moment noch einmal seine antizipierte Bahn ändert. Sie versuchen Ihren Griff diesbezüglich in Bruchteilen von Sekunden zu adaptieren.

Ob Sie antizipieren oder Gegenstände mit Bewegungsänderungen richtig einschätzen können, hängt also u.a. vom PONS ab. Treten hier Entzündungsherde auf, leiden alle Feinabstufungen der Bewegungen darunter. Bälle können nicht mehr gefangen werden, aber auch Entfernungsveränderungen werden fälschlich interpretiert, sodass ein Auto Sie doch überfahren könnte, wenn Sie die Straße überqueren wollen würden.

<u>b) Mesencephalon:</u>

Es gilt als kleinster und entwicklungsgeschichtlich ältester Abschnitt des Gehirns. Als Teil des extrapyramidalen Systems und besondere Schnittstelle mit dem 3. Hirnnerven N. oculomotoruis, kommt dem Mesencephalon besondere Aufgabe der Koordination der Augenbewegung und der Zielerfassung bei. Kerne des 5. Hirnnervens N. trigeminus steuern und überwachen den Kauakt, die äußere Augenmuskulatur und deren Lidschlussfunktion. Ebenso wird der Pupillenreflex (siehe **„Ein Raum für Tests"**) hier reguliert und der allgemeine Muskeltonus durch den nucleus ruber reguliert. Weitere besondere Funktion erhält die substantia nigra, die das Dopamin bildet, welches für eine zielführende Willkürmotorik ausschlaggebend ist (siehe **VII Neurotransmitter und Hormone**).

MS-Betroffene in diesem Bereich erleiden oftmals Heiserkeit oder Stimmkontrollverluste, Muskelkontrollverluste, Spastiken oder Paresen, Benommenheit, Verzögerungen in der Reizwahrnehmung, gepaart mit Anzeichen eines M. Parkinsom-Syndroms (ohne/mit voller Ausprägung) oder einzelner Anteilen davon, wie z.B.:

-Rigor = zahnradähnliches Bewegen durch Muskelsteifigkeit

-Tremor = zitternde Bewegung vorrangig der Hände / Füße

-Kleinschrittigkeit

-Engpassphänomen = Nach einer Stoppphase an Türen

fluchtartiges „Durchstürzen"

-Start-Stop-Phänomen = Probleme Bewegungen zu beginnen

oder sie adäquat auslaufen zu lassen

-Masken-/Salbengesicht = Gesicht ohne Mienenspiel

-Kleiner werdendes Schriftbild

-wisperndes Sprechen

-innerer Taktverlust

Ein besonderer Teil des Mesencephalons ist der Bestandteil des limbischen Systems. Alle Reizeindrücke, die wir erhalten, werden im limbischen System an Wertigkeiten und Emotionen gekoppelt, weswegen in diesem Bereich auch das erste Mal von Schmerz gesprochen werden kann, während es vorher erst einmal nur ein Schmerzreiz war. Diese kleine Wortklauberei hat zur Folge, dass Schmerz nicht nur ein Warnsignal des Körpers ist, sondern ab dort eine Wertigkeit erfährt und zum Gefühl wird.

Den meisten Menschen sollte Schmerz ein zu vermeidender Reiz/ein zu vermeidendes Gefühl sein und ist damit meist negativ behaftet. Sie fürchten das Bolzenschussgerät in Kombination mit Ihrem Daumen? Ein MS-Betroffener, der weniger oder keine Schmerzen empfindet, weil er eine *„nozizeptive Wahrnehmungsstörung"* hat, fürchtet diesen vielleicht weniger oder bekam den Nagel im Daumen noch gar nicht mit.

Aber auch andere Reize, wie das Hören, Sehen, Schmecken, Riechen, Wärme- und Tastgefühl werden hier an Emotionen gekoppelt, sodass sie entweder positiv, neutral oder negativ behaftet sind.

Ein MS-Patient kann hier Geschmacksveränderungen und – abneigungen entwickeln, bestimmte Tonhöhen auf einmal als unangenehm oder besonders ansprechend empfinden, auf Wärme negativ reagieren oder Kälte.

Ebenso können erogene Zonen plötzlich komplett neutral sein oder die Verbindung damit und deren Auffassung vollkommen wertungsfrei, wie eben auch schmerzbehaftet und mit Abscheu belegt.

c) Thalamus:

Als „Tor zum Bewusstsein oder Tor des Bewusstwerdens" bildet der Thalamus den Grenzstein zwischen allen lebenswichtigen Unterfunktionen, die wir nicht willkürlich steuern sollen und dem, was wir willkürlich bewegen oder beeinflussen können. Zahlreiche Informationen gelangen an den Thalamus heran und werden hier auf ihre Wichtigkeit geprüft und gefiltert. Weiter aufsteigende Reize nehmen wir willkürlich wahr, alles „Unwichtige" für unser Großhirn regelt der Thalamus in eigener Entscheidungsfreiheit. Dies schützt das Großhirn vor einer Reizüberflutung und zielsichereren Entscheidungsgewalt. Schutzreflexe gehen ebenfalls vom Thalamus aus.

Sind Kerngebiete im Bereich des Thalamus betroffen, so können wichtige Informationen für das Großhirn bereits herausgefiltert worden sein oder verstärkt, was wiederum zu Fehlverhalten des Großhirns führt mit überschießenden oder total gehemmten Reaktionen auf die Sinnenreize, sowie Reflexantworten, die nicht statt finden bis hin zu komatösen Episoden.

<u>d) Hypothalamus:</u>

Dieses übergeordnete, für das Überleben des Menschen extrem wichtige, Zentrum überwacht und kontrolliert nicht nur unsere Körpertemperatur, sondern auch die Sauerstoffsättigung des Blutes, die Salzkonzentration unseres Körpers, sondern auch den Wasserhaushalt und den Blutdruck. Selbst für unser Hungergefühl ist dieser Teil des Hirns mitverantwortlich, um die Nährstofflage im Körper immer auf einem konstanten Niveau zu halten.

Durch die Regulierung von Hormonausschüttungen, kann zusätzlich Einfluss auf unser Sexualverhalten, unsere Vigilanz (Wachheit), als auch unsere gesamte Stimmungslage genommen werden, die jedoch nicht ausschließlich durch den Hypothalamus bestimmt wird. Diesen Einfluss macht der Hypothalamus über realising-Hormone geltend

(GnRH,TRH,GH-RH oder CRH), sodass andere Drüsen (wie z.B. die Hypophyse = Hirnanhangsdrüse) wiederum Hormone zusammenstellen und ausschütten.

Bei Schädigungen in diesem Bereich leidet unser Organismus besonders empfindlich, da unser Tages-Wachheitsrhythmus gestört wird, der Blutdruck zunehmen oder fallen, unsere Libido betroffen oder gesteigert sein kann. Daneben kann es zu Muskelkrämpfen und Nierenstörungen, sowie Verdauungs- und Resorptionsstörungen (Aufnahmestörungen) kommen, sowie Veränderungen im Eisprungzyklus und Körperbehaarungsveränderungen.

Dagegen nehmen Betroffene eine veränderte Körpertemperatur nur eher selten wirklich wahr, mit gelegentlichem Schwitzen oder Kältezittern.

e) Medulla oblongata

In diesem Teil liegt eine Verknüpfung zwischen PONS und Medulla oblongata selbst, die formatio reticularis. Diese bestimmt eigenständig, durch immer wiederkehrende Messungen und Abgleichens, den Blutdruck, die Sauerstoffkonzentration des Blutes, die Atemfrequenz und den Schlaf-Wach-Rhythmus. Das **ARAS** (ascending reticular activatin system = diffuse Ansammlung von Nervenkernen in der formatio reticulare) gilt hierbei als unsere innere Uhr und ist damit das Zentrum unseres Wachzentrums.

Zusätzlich liegen in diesem Bereich die Nervenkerne der Hirnnerven VII bis XII, was eine lebenssichernde Funktion beweist, sowie der Umstand, dass unser vegetatives Nervensystem (=nicht beeinflussbares Nervensystem für alle Organe = Sympathicus/Parasympathicus) hier entspringt. Also selbst unsere Verdauung wird hiervon reguliert.

Schutzreflexe und Kleinkindreflexe, wie Saug-, Schluck-, Husten-, Atem- oder Niesreflex werden von hier aus gesteuert. Der Hustenreflex z.B. verhindert eine Aspiration (Fremdkörpereinatmung mit Erstickungsfolge).

Wenn Teile dieses wichtigen Systems von der MS betroffen sind, verändert sich unser Schlafverhalten mit allen Folgen von Müdigkeit, Erschöpfung oder Überreiztheit, nebst der Folgen dieser Zustände mit allen Fehlern, Fehltritten oder schmerzlichen Verkettungen. Ich reiße nur kurz den Sekundenschlaf im Auto an oder zu schroffen Worten dem Vorgesetzten gegenüber...

Die Atmung kann in ein Missverhältnis gelangen mit Leistungseinbußen, Ventilationsstörungen und/oder daraus resultierenden Lungenveränderungen, samt Atemerkrankungen, die wiederum ein früheres Ableben zur Folge haben könnten.

Dauerhafte (chronische) Blutdruckveränderungen könnten das Herz irreparabel schädigen und unser Leben einschränken! Kopfschmerzen und Desorientierung wären hierbei noch das kleinere Übel.

Wobei Veränderungen des Blutes in dessen Zusammensetzung sogar zu Schlaganfällen oder schlimmeres führen könnten.

Leidet die Verdauung, respektive die Resorption der Nahrung unter der MS in diesem Hirnbereich, wären Mangelernährung und Organschäden denkbar, was wiederum zu Folgeerkrankungen führen würde, die wiederum den Körper vorzeitig verschleißen und altern ließen.

Sie sehen also, dass Schädigungen in diesem Bereich besonders unangenehme Folgen hätten, welche vorher sicherlich noch nicht bekannt oder zu erahnen waren!

VII Neurotransmitter und Hormone

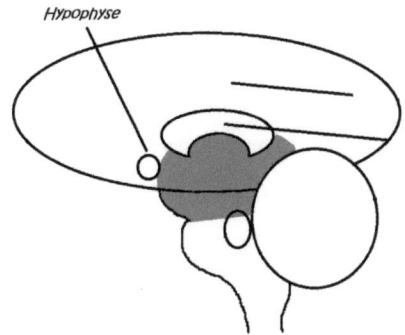

Menschen, die sich vorher noch keine Gedanken darüber gemacht haben, warum und wie verschiedene Organe, Körperteile oder Muskeln miteinander kommunizieren, kommen relativ schnell zu der Meinung, dass die Nerven dafür verantwortlich sein müssen. Das ist gar nicht so falsch, jedoch hat ein Nerv, was nichts anderes als ein lebendiges Informationskabel ist, nicht allein die Möglichkeit zu kommunizieren. Er leitet lediglich die Informationen weiter, ohne Einfluss, ohne selektieren und Möglichkeit Informationen auch abzuweisen. Erst das Zusammenspiel mit anderen Nerven, Nervenzentren und/oder Operationsbasen macht es möglich Dinge miteinander zu verschalten. Und genau hier setzen wir thematisch an!

Um das eine gewünschte Kausalität im Körper entsteht, bedarf es also nicht nur dem Übermittler (Nerv), sondern eben auch fein abgestufte Briefträger, die alle samt unterschiedliche Informationen haben (Hormone und Neurotransmitter), da sonst immer eine ungeordnete Flut von Informationen an ALLE weitergeleitet werden würde. Genau hier kommen also die Hormone und Neurotransmitter zum Tragen, die ich Ihnen kurz näher bringen möchte und was grob geschähe, wenn ein MS-Betroffener einen Entzündungsherd vorweist, der eine Veränderung dieser/dieses verursachen würde:

ACTH = in der Hypophyse gebildet regt es die Nebennierenrinde an z.B. Kortisol zu bilden und steigert die Steroidsynthese, was es zusätzlich zu einem sog. „Stresshormon" macht.

Ist dieses betroffen, ist der Körper permanent unter Stress, ist anfälliger für Infekte als üblich, baut Muskelmasse ab, leidet an Stimmungsschwankungen, verändertem Haarwuchs, Hautveränderungen, Blutbildungsstörungen uvm.!

AcH = Acetylcholin steuert nahezu sämtliche Vorgänge an Muskelzellen, sowohl glatte, als auch gestreifter Muskeln. Damit beeinflusst es ebenso die Atmung und unser Herz. Ebenso vermittelt es die Ankopplung von Informationen in unser Gedächtnis und ist beim M. Alzheimer stark verringert.

Bei Verringerung dieses Bausteins leidet die gesamte Muskulatur sowohl in Kraft, Ausdauer, als auch Koordination. Unsere Herzleistung sinkt, die Lunge vermag weniger Sauerstoff in den Körper zu bringen und die Erschöpfung ist rascher, sowohl körperlich, als auch mental.

ADH = in der Hypophyse gebildet, erhöht es die Wasserresorption in der Niere und steigert so den Blutdruck. Durch die Verschiebung der Wasserkonzentration hat es Auswirkungen auf unseren Elektrolythaushalt.

Folglich ist bei Veränderung dieses Hormons unser Blutdruck verändert, mit der Gefahr von langfristigen Schädigungen des Herzens bis hin zum Herzinfarkt. Zusätzlich kommt es durch den Eingriff in die Elektrolytkonzentration zur Muskelkrampfneigung, Nervenleitveränderung und Verdauungsproblematiken – von Obstipation (Verstopfung) bis Diarrhoe (Dünnflüssigkeit).

Was viele nicht berücksichtigen zum ADH ist, dass es an der Niere ansetzt und dort seine Wirkung vollbringt. Schädigungen an der Niere beschleunigen oftmals das Ableben über kurz oder lang!

FSH = in der Hypophyse gebildet ist es ausschlaggebend für die Reifung von Eizellen und Spermien.

MS-Betroffene in diesem Gebiet haben meist eine Verringerung des FSH, sodass eine Unfruchtbarkeit zustande kommt und der Kinderwunsch oftmals unerfüllt bleibt.

Die Frage nach Nachwuchs mit oder trotz MS sollte von beiden Teilen der Partnerschaft ergründet werden, denn auch mit MS sind Kinder möglich und die Frage, ob man den Kindern mit der eigenen MS „gerecht" werden könne, ist einfach nur mit „Ja" zu beantworten!

PIH = Prolaktin-inhibiting-Hormon = **Dopamin** (Hyothalamus) hemmt die Hypophyse Prolaktin auszuschütten. Weiter hat es eine stark anregende Wirkung des Mittelhirns und sorgt für bremsende Aktivität der Muskulatur. Ebenso ist es am Gefühl des „Glücklichseins" beteiligt.

MS-Betroffene mit Verringerung des Dopamins erhalten meist die in „b) Mesencephalon" beschriebenen Symptome.

GABA = Gammaamonibuttersäure besitzt eine hemmende Wirkung auf das Gehirn, sodass es gegen überschießende Reize wirkt oder um Geschehnisse zu beenden. Er bildet damit die Diametrale zu **Glutamat**. Grob formuliert wirkt GABA insoweit dämpfend, dass es bei einer zu hohen Ausschüttung uns den Schlaf vermittelt, bis hin zum Stupor oder Koma.

Bei Schädigungen, die zu einer Beeinflussung von GABA führen, werden die Betroffenen müder und abgeschlagener, ein Leistungsknick ist oftmals vorherrschend (ggf. eine Erklärung für das Fatigue-Syndrom), Muskelschwächen und Antriebslosigkeit bis hin zu komatösen Zuständen sind denkbar. Die Bandbreite ab Verzögerungen und Ausfällen ist stark und breit gefächert, sodass man vereinfacht sagen kann:

Wenn GABA verändert ist, ist der Mensch von 100km/h auf 50km/h oder noch geringer ausgebremst.

Glutaminsäure = besitzt eine erregende Wirkung auf die einzelnen Hirnareale und fördert deren Austausch untereinander. Daneben ist es für die Regeneration/Heilung, sowie einfache Zellteilung wichtig, regelt den Appetit- und Gewichtsverteilung im Körper und hilft beim Wachstum.

Ist dieser Neurotransmitter beeinträchtigt, verlieren die Hirnareale in ihrer Kommunikation an Geschwindigkeit, sodass Verzögerungen eintreten, das Wachstum kann verringert sein, sowie Gewichtsveränderungen BMI+ als auch BMI-. Die Wundheilung leidet genau so unter einem Mangel, wie die Erneuerung von Haut, Haar bis hin zur Blutkörperbildung.

Glutamat = ist der wichtigste Wirkstoff im Gehirn für die Übermittlung der Sinneswahrnehmungen an die einzelnen Reizfelder und kooperiert mit **AcH** im Sinne der Bewegungsplanung. Beim M. Alzheimer ist die Wiederaufnahme gehemmt, was für eine zu lange Verweildauer im Synapsenspalt führt, was wiederum in Destruktionen der Synapsen mündet, da zu viel Glutamat eine schädigende Wirkung zu haben scheint.

Ist dieser Stoff nun durch die MS beeinträchtigt, kommt zu Spastiken, Hörminderung, möglicher Blindheit, Geschmacksveränderungen, Gleichgewichtsproblemen, Gedächtnisstörungen, Depressionen oder Manie, soziale Bindungsstörungen, mögliche psychiatrische Symptomkomplexe, Schluck- und Essstörungen, Sprachstörungen, Atem- und Herz-Kreislaufdefiziten, bis möglicherweise sogar Verdauungsstörungen, Inkontinenz und/oder Unfruchtbarkeit.

Kurzum: **alles**, was das Gehirn zu steuern vermag, kann bei einem Mangel an Glutamat leiden!

Lipotropin = in der Hypophyse gebildet, erhöht es den Abbau von Speicherfetten. Was jedoch weitaus wichtiger ist, ist das spätere Spaltungsprodukt von Lipotropin ACTH und dieses hatten wir ja bereits thematisiert.

Ist also Lipotropin durch die MS verringert, so hat der Körper es also nicht nur schwer seine Speicherfette zu lösen, was heißt, dass wir vermehrt dicker und dicker werden, sobald wir zu üppig speisen, sondern eben auch eine mangelnde Spaltung und Produktion zu und von ACTH mit all diesen Folgen.

Melatonin = in der Epiphyse (Zirbeldrüse) gebildet, steuert es unseren Tag-Nacht-Rhythmus. Zudem überwacht es die Ausschüttung vieler, hier aufgeführten, Hormone, sodass Melatonin eine große und wichtige Rolle zugeschrieben wird.

Wenn die MS die Produktionsgebiete für Melatonin beeinträchtigt hat, verfälscht unser Ruherhythmus und wir finden weniger Schlaf und Ruhe. Ferner könnte man auch das Melatonin wiederum zur Erklärung des Fatigue-Syndroms heran ziehen, aber auch das allein wäre wiederum keine Patentlösung.

Ich umschreibe es formlos, da Melatonin einen allgemeinen Einfluss auf alle Hormone zu haben scheint:

Alle bis jetzt beschriebenen Symptome können bei Melatoninmangel dezent oder gesteigert auftreten, was wiederum einige der „1000 Gesichter" dieser Krankheit erklärt.

Oxytocin = in der Hypophyse gebildet, sorgt es für die Geburtswehen und im Anschluss für den Milcheinschuss der Brustdrüse. Ferner spielt es eine Rolle bei der Libido, der Paarbindung und dem Angstverhalten.

Nehmen wir also an, dass eine MS-Betroffene eine Verringerung des Oxytocins vorweist, so leidet die komplette Schwangerschaft darunter, angefangen vom Kinderwunsch, über den Zeugungsakt, der Geburt bis hin zur Versorgung des Kindes mit Muttermilch danach.

Bei Männern zeigt sich diese Symptomatik natürlich nicht, was sich jetzt für manche Frauen sicherlich erschöpfend unfair liest. Jedoch haben die Männer dabei schon das mögliche Problem überhaupt eine Partnerschaft einzugehen, diese zu halten und beim Zeugungsakt überhaupt zu ejakulieren, wenn ein Oxytocinmangel vorläge. Der Kinderwunsch leidet also ebenso von der männlichen Seite aus.

STH = in der Hypophyse gebildet, gilt es als Wachstumshormon und fördert die Energiebereitstellung (primär durch Fettabbau). Groß- und Kleinwuchs sind hierbei Schlüsselwörter, die zu nennen sind. 40% der Zellen der Hypophyse sollen STH-produzierende Zellen sein, was die Wichtigkeit dieses Hormons unterstreicht!

MS-Betroffene haben bei einem STH-Mangel nicht nur das Problem von Groß- oder Riesenwuchs, Kleinwuchs oder Asymmetrien der Extremitäten, sondern auch Wachstumsprobleme vom Gehirn selbst, mit all den verbundenen Hirnleistungsstörungen, oder multiplen

Organen, welche wiederum Symptomkomplexe dadurch zeigen.

Der gesamte Körper kann missgebildet oder fehlerhaft ausgebildet sein, bis hin zum Fehlen einzelner Organe.

TSH = in der Hypophyse gebildet, regt es die Schilddrüse an T3/4-Hormone zu bilden, welches mannigfaltige Aufgaben übernimmt von der Thermoregulation des Körpers bis hin zum Nicht-schwanger-werden der Frau (Beeinflussung der weiblichen Geschlechtsorgane bis hin zur vorübergehenden Unfruchtbarkeit).

Liegt ein TSH-Mangel durch die MS vor, so zeigen sich Symptome oftmals im raschen Frieren, Müdigkeit, Antriebslosigkeit, Gereiztheit, Ödembildung, Gewichtszunahme, Appetitverlust oder Verstopfung, Haarverlust oder Haarbruch, schuppende Haut bis hin zu Erektionsverlusten oder –störungen bei Männern und möglicher Unfruchtbarkeit.

PEA = 2-Phenylethylamin ist mitverantwortlich für unser Glücksempfinden und Glücklichsein. Es hemmt im Gehirn die rationalen Kerngebiete und sorgt damit ebenso für die Rosarote-Brille der Verliebten. Depressive Menschen haben oft einen geminderten PEA-Spiegel im Blut.

Ein Mangel an PEA kann sich bei MS-Betroffenen in depressive Verstimmungen oder Zustände zeigen, Hirnleistungs- oder Orientierungsstörungen, Antriebsmangel oder Interessensverlust.

GnRH = Gonadotropin-releasing-Hormon (Hypothalamus) bewirkt in der Hypophyse die Bildung von **FSH** (Follikel-stimulierendes Hormon) und Luteinisierendes Hormon (LH).

Ist dieses Hormon durch die MS betroffen, so fehlt es langfristig gesehen am Resultat von FSH und LS dem **Östrogen**. Da sich auch im männlichen Körper Östrogen befindet, wenn auch in geringer Menge, ist nicht nur die Frau von meinem Mangel an GnRH betroffen.

Östrogen hat neben den Aufgaben des Gebärens auch das Verhindern von Knochenabbau und den Erhalt des HDL-Cholesterienspiegels zu gewährleisten, was beide Geschlechter gleichermaßen trifft.

TRH = Thyreotropin-releasing-Hormin (Hypothalamus) bewirkt in der Hypophyse die Bildung von **TSH** (Thyreoidea-stimulierendes Hormon). Zusätzlich fungiert es als direkter Neurotransmitter und regt ebenso die Bauchspeicheldrüse zur Tätigkeit an.

Ist bei der MS dieser Komplex betroffen, entstehen die resultierenden Mängel an TSH mit dessen Symptomen (siehe TSH), nebst Verdauungsstörungen durch Pankreasdysfunktion (Bauchspeicheldrüsenfehlfunktion) mit Mangelnder Aufnahme von Nährstoffen bis hin zur Diarrhoe (dünnflüssiger Stuhl) und Fehlschaltungen in einzelnen Gehirnfeldern untereinander. Dies wiederum führt zu Koordinationsstörungen, Missempfindungen, möglichen Gleichgewichtsstörungen, Seh- oder Hörstörungen bis hin zu Merkfähigkeitsstörungen.

GH-RH = Growth hormone-releasing Hormon (Hypothalamus) bewirkt in der Hypophyse die Bildung der **Wachstumshormone**, sowie des **Somatotropins**. Es bewirkt die Tiefschlafphase.

Bei einem Mangel an diesem Hormon durch die MS vermindert sich nicht nur die Tiefschlafphase mit fehlender Erholung durch den Schlaf selbst, sondern es ermöglicht ebenso den Riesenwuchs, respektive die Akromegalie.

CRH = Corticotropin (Hypothalamus) bewirkt in der Hypophyse die Bildung von adrenocortico Hormons (**ACTH**).

MS-Betroffene mit einem Mangel an CRH weisen Symptome auf, wie z.b. häufiger Stuhlgang (mit den damit meist verbundenen Nährstoffmangelsymptomen und Wasserverlusten), Verringerung der Energiezufuhr der inneren Organe (mit den damit verbundenen Leistungsdefiziten von z.B. Lunge, Herz, Darm, usw.) und einem langfristig entstehenden Insulinminus, was einem Diabetes Mellitus gleich käme.

Serotonin = hat eine dämpfende Wirkung auf den Hypothalamus, sodass es nicht nur die Wahrnehmung beeinflusst, sondern auch alle vom Hypothalamus gesteuerten Vorgänge. Zusätzlich steigert es den Appetit und den Sexualtrieb, ist für unser Wohlbefinden unabdingbar und lässt uns im Schlaf träumen.

Ist nun also ein Serotoninmangel bei der MS nachgewiesen, entsteht möglicherweise eine Wahrnehmungsstörung von Augen, Ohren, Gleichgewicht oder den Rezeptoren/Sensoren für Wärme/Kälte, Strom, Tastempfinden oder Druck/Zug/Lageempfinden. Ebenso sind Ausschüttungen weiterer Hormone möglicherweise betroffen, was die bereits aufgezählten und erwähnten Hormone und deren Symptome alle möglich werden lässt, Appetitverlust bis hin zur Abmagerung, verringerter Libido und möglichen depressiven Verstimmungen mit Wertlosigkeitsempfinden bis hin zu suizidalem Denken.

Somatostatin (Hypothalamus) hemmt die Hypophyse zur Ausschüttung weiterer Hormone.

Wenn Somatostatin bei MS-Betroffenen verringert ist, steigt die Ausschüttung aller Hormone/Neurotransmitter, die der Hypothalamus ausschüttet. Dieses wiederum führt meistens zu einer überschießenden Reaktion der Zielorgane, da der ausreichende Hormongehalt/Wert in zu starker Konzentration und Potenz erreicht wird, was wiederum zu einem Fehlverhalten der einzelnen Zielorgane führt. Diese allgemeine Fehlermeldung könnte nun wieder zum gänzlichen Kollaps des zentralen Nervensystems führen und einem neuen Schub gleich kommen oder einen Schlaganfall imitieren.

Noradrenalin = sorgt im Gehirn für das „Stressempfinden", sprich verbessert massiv die Aufmerksamkeit und lässt uns auf Gefahren schneller reagieren oder flüchten. Ebenso reguliert es im Wachzustand unsere Verdauung und im Schlafzustand Teile unserer Regeneration.

Neben Blutdruck- oder Blutverteilungsproblemen bei MS-Betroffenen, leidet unsere Filtermöglichkeit im Hypothalamus unter einer Noradrenalinschwankung. Situationen können falsch eingeschätzt werden, sodass der Mensch Schaden erleidet oder bereits erfolgte Schädigungen werden nicht im vollen Umfang bewusst, sodass weitere Schädigung droht.

Stellen Sie sich einfach vor, dass Sie mit nackten Füßen in Glas getreten sind und erst registrieren, was passierte, wenn Sie weiter gelaufen wären und der Blutspur zurück folgten. Beim Blick auf die Füße wäre Ihnen dann erst bewusst, was geschah, jedoch nicht die folgen und eine adäquate Reaktion auf den Schaden (z.B. die Stellen mit Pflaster oder einem Verband zu versorgen). Ebenso wäre es möglich, dass der Anblick der Wunden Ihnen als übermäßig groß und schädlich vorkommen könnte, sodass Sie in eine Schockreaktion gleiten könnten, da das Gehirn Ihnen fehlerhafte Informationen zu dieser Schädigung liefern könnte.

Fehlerhafte Verdauung, mit den verbundenen Mangelerscheinungen, kennen Sie bereits von anderen Hormonen, sodass ich nur erinnere eine Verdauungsstörung nicht zu unterschätzen und eine Mangelernährung grundsätzlich zu vermeiden!

VIII Fatigue-Syndrom und weitere Symptome

Nachdem wir nun allerhand Möglichkeiten der Lokalisation von Entmarkungsherden erforschten, und damit begleitend die resultierenden Symptome, sind wir der „Krankheit mit den Tausend Gesichtern" schon ein wenig näher gekommen.

Für ein weiteres Symptom, welches knapp 80% aller MS-Patienten schildern, möchte ich Sie sensibilisieren:

Das **Fatigue**-Syndrom.

Dieses Wort stammt aus dem französischen Sprachgebrauch und heißt so viel wie Müdigkeit oder Erschöpfung, wobei dieses Symptom viel vernichtender ist, als nur müde zu sein.

Ich selber leide stark unter genau diesem Wort, jedoch ist es bei mir nicht nur eine Müdigkeit, sondern viel mehr ein Leistungsknick und das permanente Gefühl nicht ausgeruht zu sein und nicht vollends 100% Leistung mit Leichtigkeit abrufen zu können.

Allein der Frust darüber, dass andere (nicht betroffene Menschen) mit Leichtigkeit durchs Leben gehen und es oftmals nicht zu schätzen wissen, während man selber 120% leisten muss, um den Anschein zu erwecken, dass alles normal wäre, drückt zusätzlich auf die Bremse. Kommt jetzt noch das genaue und exakte Wissen darüber hinzu, dass es vor der Krankheit anders war und man einfacher und viel leistungsfähiger war, gibt man jeden Tag bereits 130%. Und das <u>ohne</u>, dass es überhaupt jemand honoriert, da es niemand verstehen kann, der nicht selbst betroffen ist!

Stellen Sie sich also bitte vor Sie seien ein Motor einer verlässlichen Maschine, die nur deshalb verlässlich ist, weil sie, um ihre Leistung konstant zu halten, immer im Verschleißbereich zu 130% arbeitet. Irgendwann bricht das System dann einfach zusammen und Sie ärgern sich über dieses blöde Ding, da vorab überhaupt nicht ersichtlich war, dass es schon lange über dem Grenzbereich arbeitete.

Ich mag es mit drei wesentlichen Faktoren einigermaßen unter Kontrolle halten, dass mir das Fatigue-Syndrom oftmals nicht angesehen wird:

1) Kalte Füße

2) Disziplin

3) Sport und Bewegung

Ebenso gibt es jedoch auch genug Betroffene mit dem Fatigue-Syndrom, die noch keinen Weg fanden, um ihr eigenes Fatigue zu bekämpfen oder dagegen anzugehen. Oftmals lassen diese Leute sich fallen und ergeben sich dieser überwältigenden Erschöpfung, steigen aus dem Berufsleben aus oder treten deswegen kürzer. Gründe hierfür gibt es wenige, denn es dreht sich alles um die Erschöpfung und die verringerte Produktivität. Gelegentlich führt dies auch zu Mobbing von Seiten der Kollegen, was den Druck auf die Betroffenen weiter erhöht. Sofern die Person genug Ehrgeiz und Eifer besitzt, jedoch nicht genug um dauerhaft 120 bis 130% zu leisten, eröffnet sich oftmals auch eine depressive Symptomatik über das eigene Scheitern.

Leider muss ich zugeben, dass ich vermehrt MS-Betroffene traf, die aufgaben, als diejenigen, die sich durchbissen, was jedoch keine repräsentative Studie darstellt.

Allgemein zu sagen, respektive schreiben, zu diesem Punkt ist einfach, dass das Bild des MS-Patienten genau darunter stark leidet und das „Versagen" und die „Unproduktivität" oftmals als Begründung Seitens des Arbeitgebers herangezogen werden, um die Mitarbeiter zu ehemaligen Mitarbeitern zu machen, da diese ja als nicht langfristig belastbar eingestuft werden.

Zum Teil sind also die MS-Betroffenen daran selber Schuld, wobei ein darüber Urteilen nie einfach fällt, da jeder MS-Patient und jede MS-Patientin ja eine eigene und damit andere MS der 1000 Gesichter hat.

Gehen wir also nun weiter auf den Punkt ein, der aus der Erkenntnis resultieren könnte, das man nicht mehr den Erwartungen von sich selbst oder der Umwelt gerecht wird:

a) Wesensveränderung

b) depressive Verstimmung/Depression

Die *Encephalomyelitis disseminata* führt meist zwangsläufig zu einer Anpassung an die neuen Umstände. Dies wird oftmals durch eine Verhaltens- oder **Wesensveränderung** erreicht. Es ist analog zu einer Hiobsbotschaft, gleich der Diagnose von Krebs oder einer Systemerkrankung, wie ALS (amyotrophe Lateralsklerose). Die meisten Betroffenen fühlen den Boden unter den Füßen verschwinden – Bei mir

erwies sich die Namensgebung als schicksalshafte Motivation:
Ich werde nicht aufgeben oder mich besiegen lassen!

Wenn nun also die Menschen mit der Diagnose MS
konfrontiert werden und die ersten Dinge ihrer Komfortzone
verloren haben, entsteht meist ein tiefes Loch, welches nicht
etwa einer Depression gleich kommt, sondern eher der Frage,
wie es weiter ginge. Das Leben ist ja in keinerlei Art vorbei,
nur meist eingeschnitten und ungewiss. Was der Mensch
nicht kennt, macht diesem meistens Angst – weshalb ich
keine Angst verspürte, da ich um die Geschehnisse der MS
bereits wusste!

Im Laufe der Zeit mit der MS an der Seite wird sich diese
Person verändern. Es ist ja nicht so, dass sich „gesunde"
Personen nicht verändern, jedoch führen die Diagnose und
das Leben mit MS oftmals zu einem andersgearteten Leben.
Je nachdem, wie groß die Einschränkungen und Symptome
sind, wie lange sie anhalten und wir groß der daraus
resultierende Leidensdruck ist, wird diese Person seinen
Charakter und die Einstellung zu seiner Umwelt verändern.
Oftmals erblüht hieraus nicht etwa eine herzliche und alles
umarmende Form, sondern eher eine skeptische und
hinterfragende Art und Weise. Eine Verhaltenstherapie
und/oder begleitende psychologische Hilfe könnte hierbei
eine lohnenswerte Herangehensweise darstellen. Manchen
hilft auch der Anschluss an einen Verein oder
Behindertensport, die Kirche oder jede anders geartete
Sozialvernetzung.

Es ist jedoch genau so gut möglich, dass einzelne
Entmarkungsherde, wie z.B. nahe des Limbischen Systems,
direkt zu einer Wesensveränderung führen, da die
betroffenen Kerngebiete für unsere Charakterbildung (und
damit unser Wesen) mitverantwortlich sind. Wenn dies
geschieht, so ist hier eine direkte Pathologie nachweisbar, da
es keinen Prozess mit sich brachte, sondern eine direkte und
schlagartige Veränderung resultieren ließ. Um diesen Prozess
möglichst schnell zu unterbrechen, hilft hier meist nur die
Kortisontherapie und nicht etwa Gruppenaktivitäten. Eine
psychologische Beratung und/oder Betreuung ist auch in
diesem Falle keine schlechte Wahl, ist jedoch mit ganz
anderen Bedingungen konfrontiert. Ob und wie diese also
hilfreich sein könnte, ist dem Fachpersonal überlassen und
sollte mit diesen auch vernichtend ehrlich kommuniziert
werden.

Wenn wir nun also auf den Punkt b) depressive
Verstimmung/Depression eingehen, sollten wir uns vorab die
Frage stellen, was denn eine depressive Verstimmung von der
Depression unterscheidet und was beide gemeinsam haben.

Zuerst blicken wir auf die internationale Klassifizierung von
Diagnosen (ICD-10), die eine allgemeine Einteilung in F32.0
für leichte Depressionen, F32.1 für mittelgradige und F32.2
für schwere depressive Episoden einteilt.

Hieraus geht nicht wirklich hervor, was sich hinter den
Begriffen leicht bis schwer verbirgt, jedoch wird immer von
einer „Episode" gesprochen und nicht von einer manifesten
Krankheit/Diagnose. Wohingegen ich die schwere depressive
Episode F.32.2 bereits als ausufernde, reine Depression sehe
und nicht mehr als Episode.

Zur depressiven Verstimmung findet man allerhand Definitionen, wobei ich erwähnenswert finde, dass auf die Verringerung von Hormonen, die für unser Glücksempfinden zuständig sind, eingegangen wird. Hieraus resultiert Leistungs-, Antriebs- und Interessensverlust für einen bestimmten Zeitraum.

Bei der Depression addieren sich zu den bereits genannten Verlusten noch jeweils Appetitlosigkeit, Schlafstörungen, immerwährendes Grübeln, vermindertes Selbstwertgefühl und Fahrigkeit. Die Suizidalität ist hierbei meist gesteigert.

Ich persönlich würde nicht soweit gehen die Schwere der einzelnen Symptome als Grundstein für eine Definition vom einen zum anderen zu nehmen, sondern eher den Zeitraum der Symptomauffälligkeit als solche.

Zumindest sind sich beide einig, dass es aufgrund einer veränderten Botenstoff/Hormonlage statt findet, was den wesentliche Unterschied zur Wesensveränderung darstellt. Bei einer depressiven Symptomatik, egal welche von beiden, ist primär erst die Verringerung der Hormone gegeben und dann die persönliche Veränderung, wobei die Wesensveränderung meist aufgrund von fehlender Leistungsfähigkeit oder Befähigung durch die MS selbst, ohne Glückshormonverringerung, eintritt.

Beide Gruppen der Betroffenen hadern mit dem Schicksal der MS und beide verändern sich selbst, aber auf ganz unterschiedliche Art und Weise, wie Sie hoffentlich durchdrungen haben.

Und somit haben Sie wieder weitere Aspekte der Krankheit mit den 1000 Gesichtern gewonnen.

Im folgenden Kapitel beschreibe ich Ihnen meine durchlebten Schübe, wobei es sich dabei eher um eine Schilderung meines Lebens und dessen Veränderung handelt, als wissenschaftlicher Hintergrund. Da ich jedoch auch nur Mensch bin, wollte ich Sie damit füttern, dass meine Schübe in mir und mit mir ebenfalls etwas taten, was mein Leben bis heute verändert.

Folgenden Sie mir also in die Geschichte meines ersten Schubes...

❸Der erste Schub

Es war Montag, der 15.11.2010. Die Nacht dahin verlief absolut ereignislos. Wie selbstverständlich vollzog ich mein Morgenritual mit Körperpflege, Frühstück und Packen des Fahrradrucksacks. Mein Dienstweg lautete damals 18km quer durch die Städte des Ruhrgebiets von A nach B, um im Anschluss der Arbeit genau diesen Weg wieder zurück zu fahren – Bei Wind, Regen oder was auch immer für ein Wetter gerade sei. Das einzige, was anders war als sonst, dass ich mich kurz zuvor von meiner Lebensabschnittsgefährtin trennte, mit der ich knapp 4 ½ Jahre diesen Abschnitt teilte und für die ich 2 ½ Jahre zuvor aus Berlin ins Ruhrgebiet zog. Der erneute Umzug war eine Qual, ohne Auto und ganz allein, aber ich war ich und der einzig verlässliche Faktor. Ich hatte mich...

und ein taubes, rechtes Bein!

Zu diesem Zeitpunkt war ich 25 Jahre jung, alt oder mittelmäßig. Ein taubes Bein gehört nun wirklich nicht in diesen Abschnitt des Lebens, zumal ich den Anspruch an mich selber hegte, dass ich fitter kaum hätte sein können! Ja, ich hatte Stress und ja ich war allein in einem sonst „fremden" Land, aber ich dachte an einen schlechten Schlaf mit einer Einklemmung des Beinnervs – Das wird schon wieder! Ab aufs Rad und binnen 30 Minuten die 18km runter gerissen.

Komisch, das Bein blieb taub und der rechte kleine Finger erschien mir ebenso pelzig, wenn auch nicht taub. Ich dachte

allen Ernstes, dass ich langsam alt werden würde und lachte
mir den Spott zu.

Wie ebenso üblich, turnte ich mit den Patienten fleißig mit
und vor, sodass ich keine Ausreden gelten lassen musste, dass
man dieses oder jenes nicht umsetzen könne – Das Bein blieb
taub!

In meiner Mittagspause erklärte ich meiner Chefin meine
Sorgen und das ich den naheliegenden Neurologen aufsuchen
wolle. Die Antwort war ernüchternd: Ich solle mich nicht so
anstellen. Ich ging also mit einem schlechten Gewissen, vielen
Fragen und wenig Zeit einer Mittagspause. Der Neurologe
empfing mich eilig, denn warum auch immer ahnte dieser
schon, dass da nicht nur ein Bandscheibenvorfall, von dem ich
mittlerweile ausging, Ärger machen würde.

Zur Arbeit zurück? Weit gefehlt – per Direkteinweisung ins
Krankenhaus mit der Spezialisierung auf Neurologie! Die
kurze Kommunikation mit der Chefin war recht
eindimensional. Natürlich war diese auch weiterhin nicht
gewillt Empathie zu heucheln und nahm meine Informationen
und meine Sorgen eher mürrisch auf. In Arbeitskleidung, ohne
weitere Wechselkleidung oder Vorbereitungen wurde ich im
Krankenhaus aufgenommen, ohne das man mir Gründe dafür
nannte. Man hüllte sich in Schweigen und verriet mir nur so
viel: Das sähe „komisch" aus.

Mal ehrlich, was heißt in diesem Falle „komisch"? Komisch war, dass es Montag war, mein Rad auf der Arbeit stehen blieb, ich ein taubes Bein hatte und dachte: „Ich komme gleich wieder!"

Nach zwei Tagen, wohlgemerkt immer noch in den gleichen Arbeitsklamotten, stand das vorläufige Ergebnis fest:

MS!

Moment mal! Trifft das nicht Frauen? Und, warum hatte mein Vater knapp 4 Jahre zuvor genau die gleiche Diagnose erhalten? Nee nee, wo ist die versteckte Kamera? Aber sie kam nicht...

Die Therapie rollte an. Cortison – hochdosiert. Yippie, man fühlte ich mich wohl! Bewegungsdrang, Dauerhunger, Hochgefühl trotz Diagnose und stinkender Kleidung. Ich fühlte mich wie ein Penner auf Drogen...Mir ging es wirklich gut und das war paradox! Am Abend schlich ich mich aus dem Krankenhaus, bestieg die öffentlichen Verkehrsmittel und fuhr zu mir. Ich brauchte diverse Dinge und zumindest ein ausgiebiges Duschen! Keine zwei Stunden später war ich wieder auf meinem Zimmer im Krankenhaus, ohne entdeckt oder vermisst worden zu sein. Man hätte da viel schief gehen können, aber ich war sauber, hatte Wechselkleidung dabei und eine Zahnbürste, nebst Rasierer & Co.

Auch weiterhin war ich ein getriebener. Hätte es damals schon Schrittzähler gegeben, hätte dieser bei der Fülle von Schritten gestreikt. Selbst mit dem Infusionsständer im

Gepäck, lief ich quer durchs Krankenhaus, sodass es manchmal sogar schwierig war mich für weitere Tests heranzuziehen. „Herr Walther, wo waren Sie denn schon wieder?"

„Überall" hätte ich am liebsten geantwortet, denn der Drang war übermächtig und omnipräsent. Er bekämpfte unter anderem den Hunger.

Schon damals war ich Vegetarier, jedoch war der Hunger einmal so groß, dass ich selbst die Bierwurst in mich hinein schob, weil nichts anderes mehr auf dem Teller zu finden war. Nun ja, die Wurst verweilte nicht lange in meinem Körper, denn dieser wollte solche Präparate wohl nicht mehr in sich aufnehmen, aber der Hunger blieb, der Drang zu wandeln ebenfalls – nur das Bein wurde besser und besser.

Am Sonntag entließ ich mich, auf eigenen Wunsch, selbst. Ich wollte wieder in mein Leben zurück! Ich wollte wieder arbeiten. So fuhr ich mit den Öffentlichen Verkehrsmitteln heim, wo mich ein Brief erwartete, der schon ab Mittwoch wohl im Briefkasten schlummerte – Meine Kündigung mit freundlichen Grüßen der dankbaren Chefin! Wow, 2 ½ Jahre habe ich Überstunden geschoben, war flexibler als Sprungfedern und habe sogar meinen Urlaub nach dieser Person ausgerichtet, nur um es dieser eben recht zu machen – Und da war nun der Dank dafür in Schriftform in meinen Händen – Kündigung!

Es galt mein Leben neu zu ordnen, eine neue Arbeit zu finden und mein Fahrrad zurück zu holen!

Zu diesem Zeitpunkt erkannte ich, dass ich allein war und dankbar nahm ich das Vertrauen und die Liebe einer jungen Frau an. Im Nachhinein war sie wohl zu jung mit ihren 18 Jahren, sodass es auf Dauer einfach nicht gut gehen konnte, aber sie half mir einen Halt in dieser fremden Welt zu finden und ich genoss den Rückhalt. Denn er war ehrlich und aufrichtig! Ich wünschte mir damals, dass es für immer wäre, auch wenn ich wusste, dass ich ihr genug Platz zur Entfaltung und Entwicklung ihres eigenen Lebens geben musste. Sie wuchs mit und an mir und ich dankte es ihr mit Werten, Zuversicht und einer Prise abfärbendem Ehrgeiz.

Als ich mein Fahrrad von der „alten" Arbeitsstelle abholte, strafte man mich mit Nichtachtung und keinem Wort. Ich selber hatte ebenso wenig zu kommunizieren, außer einem Klageschreiben meines Rechtsanwaltes. Ich wartete die Reaktion nicht ab, denn auch ohne mein Beisein war der weitere Werdegang auf diesem Schauplatz bereits eingeläutet. Mein Entschluss stand damit leider ebenso fest, wie das getroffene, wenn auch falsche, Vorurteil, niemals wieder für Polen zu arbeiten, welches ich bis heute beibehalten konnte.

Mit einer, fast schon fanatischen, Euphorie im Gepäck, erneut liiert zu sein, wieder mobil und zu 90% wiederhergestellt, trat ich meiner Arbeit an einem neuen Wirkungsort wieder bei. Die Arbeit war eine andere seitdem. Niemandem schenkte ich Vertrauen und ich offenbarte meine neugewonnene Krankheit nicht, aus Angst in eine Schublade gesteckt zu werden oder in der Probezeit direkt wieder gehen zu dürfen.

Durch die Medikamente, die ich seit dem Krankenhaus nehmen sollte, fühlte ich mich immer schlecht, nahezu immer kränklich und erkältet. Das vernichtende Gefühl, niemals ausgeruht zu sein, immer nahe einer auslaugenden Erschöpfung zu wandern, hatte seitdem eine Bezeichnung:

Fatigue-Syndrom!

Bis heute leide ich sehr darunter, sodass ich immer 120% Leistung geben muss, um es so aussehen zu lassen, als wären es die äquivalenten 100% der anderen um mich herum.

④*Der zweite Schub*

Bis dato eine Resthoffnung inne haltend, es könne eine reine und einmalige Encephalitis gewesen sein, erlebte ich den zweiten Schub. Im Januar 2011, den Tag genau vermag ich nicht mehr zu rekapitulieren, erkannte ich beim Frühstück, dass meine Oberlippe taub war. Beim anschließenden Zähneputzen fiel die Unterlippe mit ein, während die Mund- und Sprachmotorik nicht beeinträchtigt war.

Diese beiden Symptome fielen nicht weiter ins Gewicht oder gar auf der Arbeit auf, sodass der Arbeitsalltag sich problemlos gestaltete. Ohne weitere Behandlung, denn die Medikamentenliste aus dem Krankenhaus hatte ich schon längst wieder über Bord geworfen und für fehlerhaft deklariert, verflog nach einigen Tagen dieses Missempfinden von allein. Natürlich horchte ich intensiv in mich hinein, versuchte weitere Dinge zu erwarten, jedoch ohne mich hinein zu steigern. Ich bewertete diesen Zwischenfall als kaum störend, lediglich litt das Küssen meiner Partnerin darunter, was mich dann doch ärgerte.

Zu verkraften war jedoch auch dies, da sie in Kenntnis darüber gesetzt wurde und sofortiges Verständnis für diese Situation hatte.

Meinen Alltag schnitt es weiter nicht ein, sodass ich versuchte in Sport und Arbeit meine Ruhe zu finden. Moralisch büßte ich nichts weiter ein, da ich auch weiterhin anhaltend unter der Fatigue litt. Ich wollte und konnte einfach mir nicht eingestehen, dass dieses Gefühl so übermächtig in mein Leben eingreifen hätte können, obwohl mir die Gegebenheiten der MS durch die Ausbildung mehr als bekannt waren. Ferner hatte ich mich aus dem Grund meines erkrankten Vaters vermehrt bereits mit diesem Thema auseinander gesetzt und seit meiner Diagnose mich bereits zu einem Fachmann auf diesem Gebiet entwickelt.

Bei mir gab es nur einen Weg: Alternativmedizin ohne Pharmazeutika und dem pathologischen Stempel der MS!

Ob ich wirklich darunter litt oder mir einfach nur eine harte Schale aneignete, versank auch damals schon in meiner Engstirnigkeit und dem Ehrgeiz keine Schwäche zulassen und zeigen zu wollen!

Ich erwartete also ein Leben mit der Diagnose „MS", plante meinen Umgang damit eher dürftig und wartete auf die Dinge, die da kämen.

⑤*Der dritte Schub*

Mittlerweile hatte ich mich in meiner neuen, eigenen Wohnung eingelebt. Die Beziehung verlief harmon und beflügelnd, während die Arbeit stark an meinen Kräften zog. Es mergelte mehr und mehr aus, ohne das ich es selber mitbekam. Das Leben bei 120% forderte Tribute, die ich selber gar nicht wahr nahm, jedoch meine Partnerin. Sie meinte einmal, dass ich ausgelaugt aussah, ohne dass ich dies so extrem empfand. Immerhin hatte ich im Sport einen Weg gefunden, zumindest am Wochenende die einzelnen Leistungslöcher soweit zu übergehen, dass sie kaum auffielen.

So kam es, dass ich im April 2011 die Rechnung für all dies Treiben erhielt. Von einem auf den anderen Tag war mein Geschmack attackiert und ausgehoben. Nicht etwa nur eine kleine Verschiebung der Geschmäcker oder Vorlieben. Nein, *alles* und damit meine ich wirklich jedes einzelne Nahrungsmittel schmeckte auf einmal, als zerkaue und schluckte ich Metall.

Alles hatte den Geschmack von Eisen, welches man gelegentlich erfährt, wenn man im Mundbereich blutet, nur immerwährend und egal ob fest oder flüssig.

Wasser war auf einmal Blech, salzige Dinge – Metall, selbst scharfe oder fetthaltige Dinge…alles Blech, sodass ich schnell den Appetit verlor überhaupt etwas aufzunehmen.

Ich nahm binnen kürzester Zeit 6Kg ab, sodass ich nur noch 66Kg Lebendgewicht bei 1,79m inne hatte. Meine Mutter prägte den Titel „KZ-Überlebender" zu der Zeit durch mich, auch wenn diese gewiss noch weniger hatten und ich kein zeitgeschichtlicher Mensch aus dieser schwarzen Epoche.

Ich fand als einzige Möglichkeit überhaupt nicht weiter abzunehmen, dass ich mich am Tag von 4x100g Nussschokolade ernährte und 2 Litern Wasser. Die Nussschokolade hatte zumindest einen süßlichen Beigeschmack, neben Blech, sodass ich mir zumindest diese runter zwang!

Meinen Sport reduzierte ich in dieser Zeit dramatisch, um nicht noch schneller auszumergeln und ich entsann mich eines Films von Stephan King, in dem eine Zigeunerin einen Mann verfluchte abzunehmen, egal wie viel oder wenig er aß, bis er an Unterernährung starb. Der Titel ist mir bis heute nicht bekannt, aber bei mir erhielt er den Beinamen: *„Meine MS"*.

Zu diesem Zeitpunkt erwog ich ernsthaft die erneute Medikamentengabe, wobei meine behandelnde Neurologin keinen Kommentar dazu hatte. Als ich ihr nach dem zweiten Schub mitteilte, dieser sei von allein zurück gegangen und ich würde keine Medikamente mehr nehmen und an den Nebenwirkungen nicht mehr leiden wollen, gab diese es auf mit mir über Medikamente zu reden, sondern ließ mich einfach gewähren.

Ich denke allein meinem rebellischen Geist ist es zu verdanken, dass ich keine Pharmazeutika nahm und trotzdem aus diesem Loch heraus kroch. Es dauerte einige Wochen, da regten sich die ersten Geschmacksknospen wieder und ich konnte meinen Speiseplan wieder gesünder gestalten. Insgesamt beschäftigte mich dieser Schub um die 8 Wochen.

Ich lernte Nahrungsaufnahme als essentiell wichtig, aber genussfrei kennen. Seitdem vertrete ich das Kredo bis heute, dass wir auch an Steinen lutschen könnten, sofern die Spurenelemente und Vitamine ausreichen würden, wir es jedoch zum Glück nicht müssen!

Seien Sie also glücklich, wenn sie nicht nur Appetit haben, sondern eben auch unterschiedliche Geschmäcker der einzelnen Produkte. Sie können sich kaum vorstellen, was dies für ein Segen ist, wenn Sie diese Erfahrung mit dem „Eisengeschmack" nicht selber gemacht haben!

⑥*Der vierte Schub*

Die Zeit verging nicht wirklich, bis mich der nächste Schub einholte. Es war Juli 2011. Als ich morgens aufstand, fand ich kaum den Weg in meine Küche, obwohl meine Wohnung recht übersichtlich und klein war. Schwindel und Doppelbilder plagten mich derart gewaltig, dass ich meinte eine komplette Kneipe geleert zu haben. Dabei trank und trinke ich bis heute keinen Alkohol. Mir war nicht übel oder hatte gar andere begleitende Symptome. Ich rannte nur fast vor jede Ecke meiner Wohnung. Trotzdem vollzog ich meine Morgenroutine, ohne daran zu denken, dass der Tag gefährlich für mich sein könnte. An einen Arztgang war auch dieses Mal kein Gedanke zu verschwenden. Seit dem letzten Gespräch mit meiner, mich behandelnden, Neurologin hatte ich überhaupt kein Interesse mehr auf Behandlung, da sie mich vor nur eine einzige Wahl stellte:

Kortison!

Und auf dieses Mittel wollte ich nun wirklich verzichten. Noch lebhaft war mir das Krankenhaus mit den ausgetretenen Trampelpfaden in Erinnerung. Auch die Bierwurst-Geschichte!

Es hallten noch die Worte der Neurologin nach, ich könne und müsse sofort und jederzeit bei einem Schub in die Praxis eilen, um eine Kortison-Stoßtherapie dort zu erhalten. Der Besuch in der Praxis war jedoch ebenso mit einer Hin- und Herfahrt verbunden, da diese Praxis nun wirklich nicht ortsnah gelegen war. Klar, hatte ich es versäumt mir einen oder eine Neurologen/in in meiner Nähe zu suchen. Ich wollte ja mit dieser Krankheit auch weiterhin keinen Schulterschluss wagen oder sie gar als Teil meines Lebens akzeptieren.

Es mag wohl kaum einen störrischeren Esel auf der Welt geben, als mich, wenn ich mir einmal etwas in den Kopf gesetzt habe.

Als ich im Badezimmer angekommen war und mir die Zähne putzte, hatte ich den Schuldigen für die Doppelbilder und damit die Schwindelattacken ausgemacht. Ich blickte in den Spiegel, fixierte meine Nasenspitze und drehte den Kopf dabei nach links und rechts. Beim Dreh nach links war alles normal, beim Dreh nach rechts jedoch noch.

Sofort setzten die Doppelbilder wieder ein und der Schwindel griff mit einer Heftigkeit nach mir, dass ich die Augen schließen musste – zack, war dieser wieder weg!

Hö?! Nochmal...

Augen auf, Kopfdrehung nach links, alles okay; Kopfdrehung nach rechts – BAMM! Schwindel und Doppelbilder – Augen zu!

Langsam jetzt. Die Augen öffnete ich nochmals und vollzog den Vorgang nochmals, blickte mir jedoch dabei jetzt auf den Nasenrücken, um beide Augäpfel dabei beobachten zu können. Und es sah gruselig aus. In dem Moment, in dem ich die Kopfdrehung nach rechts vollzog, musste die Augen die Blickfixierung beibehalten, was eine Bewegung nach links für die Augäpfel hieß. Und genau das tat das rechte Auge nicht. Es konnte die Mittellinie nicht mehr überkreuzen und blickte ab einem gewissen Winkel einfach starr weiter gerade aus, während das linke Auge mühelos die Einstellung vollzog.

Kein Wunder, dass ich Doppelbilder erhielt und die Fehlermeldung dem Gehirn einfach eine schlagartige Überforderung mitteilte. Die Patentlösung war eine Augenklappe für das rechte Auge, die ich aus dem Spiegelschrank entnahm. Ich sah für den Arbeitstag also aus, wie ein Pirat.

Die Umwelt stieß sich an mir, ich jedoch, hatte einen entspannten Tag, bis nach 10 Stunden Arbeit mein linkes Auge eine Überanstrengung meldete.

Nun gut, es half nichts. Ich fuhr nach der Arbeit, gegen 21 Uhr in die Notaufnahme der Augenambulanz des Stadtkrankenhauses. Auch dieses war 3km entfernt – Ab in die ÖPNV. Jedoch hatte dieses Krankenhaus eine Spezialabteilung für Augenkrankheiten und Thematiken rund um das Auge selbst.

Lange musste ich nicht warten und nach ein paar kurzen Tests wurde meine Diagnose direkt bestätigt. Ich hatte eine Lähmung des rechten Augeninnenmuskels und eine ziemlich ernste Augenärztin, die mir die Hölle heiß machte, warum ich erst jetzt käme!

Nun ja, ich erwartete Kortison, bekam aber eine Augenklappe vorgelegt, die ich grinsend zurück über den Tisch schob und erklärte, dass ich diese Lösung schon selbst fand, während ich meine eigene Augenklappe aus der Tasche holte und aufsetzte.

Bitte verstehen Sie mich nicht falsch. Ich bin nicht allwissend und auch bereit für ernstgemeinte Therapie und deren Vorschläge, aber irgendwie bäumt sich innerleich ALLES in mir auf, wenn ich daran denke in eine Schublade gesteckt zu werden, aus der ich dann wohl nie wieder heraus käme – Die chronisch kranke MS-Schublade!

Ich glaube zu diesem Zeitpunkt machte sich meine Partnerin mehr Sorgen um mich, als ich mir selbst...

❼Der fünfte Schub

Der fünfte, und bis dato damit letzte, Schub ereilte mich im anschließenden Dezember 2011. Wieder einmal das rechte Bein...

Die Vorgeschichte ist folgende: Es war Sonntag und kalt. Wenn ich schätzen müsste, waren es um die 2°C und eine meiner Fortbildungen ging zu Ende. Ich nannte es wirklich Glück, dass mich einer der Teilnehmer ein gutes Stück weit in seinem Auto mitnahm und ich nur noch, vom Ort des Absetzens bis daheim, etwa 20 weitere Minuten mit dem ÖPNV veranschlagen musste.

Was mein Pech bei dieser Aktion war, war die Tatsache einer Sitzheizung.

Seit dem ersten Schub, der mich ins Krankenhaus beförderte, reagiert mein Körper auf Kälte mit allgemeinem Schmerz. Es lässt sich am besten beschreiben, wenn man sich vorstellt vollkommen unterkühlt zu sein und dann in einen warmen Raum hinein zu kommen. Sicherlich kennen Sie das Gefühl, wenn die Durchblutung in die enggestellten Gefäße strömt und ein kribbelnder, brennender Schmerz das Körperteil durchfährt.

Nun, bei mir erfährt dies der gesamte Körper, ohne vorher einen Unterkühlungsreiz zu vollziehen. Es schmerzt blitzartig und genau solang, wie mein Körper einer Temperatur unter 8°C ausgesetzt ist – Egal, ob es nur die Hände sind oder die

Ohren, die frei und der Kälte zugänglich wären. Es schmerzt sofort der gesamte Körper, selbst wenn der Rest bedeckt ist!

Jetzt könnte man doch meinen, dass die Sitzheizung da doch eine geeignete Präventivmaßnahme darstellen würde. Nur ist dem leider nicht so. Ich mache einen großen Bogen um lokale Wärmeanwendungen im Bereich des Beckens, Gesäßes oder des Oberschenkels, da hierbei genau eines immer wieder geschieht:

Mein Körper spielt mir vor mein Erstsymptom erneut durchzumachen. Das gesamte Bein der rechten Seite wird Schritt für Schritt wieder taub und gewinnt das Gefühl zurück, alsbald die Wärmeapplikation wieder verschwindet.

Ich kann mir also Aussuchen: Schmerz oder Taubheit!

(Es sei denn ich halte mich allgemein warm, ohne lokale Überwärmung... eine echt komplizierte und unnötige Sache.)

Nachdem ich also aus dem Auto stieg und mich höflich bedankte, denn der Kollege meinte es ja sicherlich nur gut und kannte die Gegebenheiten meiner Vorgeschichte nicht, humpelte ich zur nächsten Bahn, die mich heim brachte. Ich brauchte danach noch ungefähr 2 Stunden, um mich davon zu erholen, aber es bestärkte mich in einem Punkt:

Irgendwann würde ich die lokale Wärme gewiss nochmals versuchen. Allein, um mich zu testen.

⑧*Meine Zwei Kinder*

Ich komme ohne Umschweife direkt auf den Punkt: Ich bin zeugungsunfähig!

Ob ich es erst/mit der MS bin/wurde oder schon immer war, kann ich natürlich gar nicht eingrenzen. Meine Schwimmer schwimmen in die falsche Richtung und das weiß ich dafür genau.

Woher?

Ich schreibe Ihnen die Geschichte nieder, wie der Wunsch nach Kindern die Biologie besiegte!

Meine Kinder entstammen dem reinen Wunsch Leben zu erschaffen, Geld und einer Petrischale mit den DNA-Komponenten der beiden Elternteile.

Es war meiner Partnerin und mir einfach nicht möglich, so wie andere es sich einfach halten, mit einem Schlüpfer zu winken und einen „Betriebsunfall" zu haben, sodass nach etlichen, erfolglosen Versuchen die Spurensuche begann. Zuerst suchten wir die Humanmedizin und die Genetik-Medizin auf, ob es überhaupt möglich war Kinder zu bekommen. Beides wurde bejaht. Simultan war die Kinderwunschklinik, Urologie und Gynäkologie dran. Ebenfalls grünes Licht. Beim Spermiogramm jedoch die entscheidende Fährte: Ich war Schuld!

Jetzt könnte man eine Welt zusammen brechen lassen und sich zahllose Vorhaltungen machen – wir nicht. Wir wollten dieses Problem angehen und begaben uns nun vollends in die Hände der Kinderwunschklinik. Eine Garantie gab es nicht und Hoffnung machte man uns auch eher verhalten, aber wir waren uns sicher: Wir versuchen es!

Das Mittel der Wahl war in diesem Falle eine Intrazytoplasmatische Spermieninjektion, kurz ICSI. Hierbei spendet der Mann Spermien (quasi einen Schuss in die Petrischale), die dann in eine, vorab entnommene, Mutter-Eizelle eingepflanzt und anschließend eingesetzt wird. Eine unromantische Angelegenheit und für die Frau ebenfalls belastend. Diese musste nämlich eine Hormontherapie mittels Spritzen im Vorfeld über sich ergehen lassen. Mittels Auslese der besten Spermien ließ sich das Ergebnis sogar noch steigern (entgeltlich natürlich), wobei immer noch keine Garantie bestand. Ferner war es möglich mehrere Eizellen künstlich zu befruchten (entgeltlich natürlich) und die bestentwickelte in der Petrischale auszuwählen und der Frau einzusetzen (ebenfalls selektiv und entgeltlich). Wir taten einfach alles, was die Chance steigerte! Geld hin oder her.

Dies war der Grundstein, der letzten Endes zum wunderbarsten Geschenk auf Erden führte, was manche einfach nicht zu schätzen wissen! Die Schwangerschaft glückte und die Geburt ebenso...

Ebenso vollzog sich die zweite Prozedur, wobei wir noch kryogen eingefrorene Bestspermien (ebenso aufpreispflichtig) vom ersten Versuch übrig hatten, sodass ich mir einen weiteren Schuss in die Petrischale romantischer Weise ersparen konnte. Auch die Spritzenkur meiner Partnerin blieb aus, da diese nicht nochmals diese Spritzen erhalten wollte.

Auch hier war das Ergebnis wundervoll – Schwangerschaft und Geburt!

Niemand gab die Garantie, dass es funktionieren würde, aber was soll ich Ihnen schreiben, außer:

2 Versuche : 2 Treffer! Sieg auf ganzer Linie!

Mit Fug und Recht kann ich also behaupten, dass wir alles menschenmögliche versuchten, um unsere **WUNSCHKINDER** ins Leben zu rufen, nicht wie andere ausversehen!

So leben ich nun mit zwei Kindern, die mir das schönste Geschenk der Welt sind und gewiss nicht immer leicht, jedoch wären diese nicht an meiner Seite, wäre das Leben um zwei Wunder ärmer und ich gewiss trauriger!

Rate ich Ihnen also zu Kindern?

Wenn Sie den Kinderwunsch hegen, gelingt es ja vielleicht auch ohne den künstlichen Weg. Ich drücke Ihnen die Daumen und wünsche Ihnen bei Gelingen viel Freude am Wunder des Lebens.

⑨*Ernährung bei MS*

Ich schilder Ihnen kurz, was ich weiß, was ich lernte und was ich erfuhr im Zuge der MS:

Zuerst bin ich kein Lebensmitteltechniker, kein Biologe und gewiss kein Chemiker, jedoch beschäftige ich mich seit Jahren mit meinem eigenen Körper und als Therapeut mit den Körpern meiner Patienten. Seit Jahren bin ich Vegetarier, was nicht heißt, dass Sie es auch werden müssen oder das mich das vor der MS bewahrt hat oder hätte. Wie ich bereits schilderte, **HABE** ich MS und das, obwohl ich schon weit früher Vegetarier wurde. Diese Art des Lebens muss ich jedoch mit einigen Supplementen ergänzen. Naja, müssen? Ich tue es einfach und das aus vielen Gründen.

1) *Omega-Säuren*

Im Körper kämpfen herausstechend zwei essentielle (also Lebenswichtige!) Fettsäuren um ein Gleichgewicht:

Omega 3

und

Omega 6

Bitte verfallen Sie nicht in den Irrglauben es gäbe hierzu eine gute und eine schlechte Omega-Säure. Beide sind essentiell! Das Mischverhältnis ist, wie bei allen Dosen von Giften, die einzig wahre Größe. Hierzu gibt es ganz unterschiedliche

Ansichten. Ich selber lernte, dass man ein gutes Mischungsverhältnis von 2 x Omega 6 zu 1 x Omega 3 und ein optimales Mischungsverhältnis von 1 x Omega 6 zu 1 x Omega 3 Säureanteil anstreben sollte. Die Wahrheit in Deutschland sieht ganz anders aus: 15 x Omega 6 zu 1 x Omega 3 (Stand 2019 gleichbleibend bis heute). Gut. Was soll diese Information Ihnen sagen?

Omega 3 ist antiinflammatorisch (entzündungshemmend) und Omega 6 ist inflammatorisch (entzündungskatalysierend). Wenn ich also 15 Feuerteufel in mir trage und nur 1 Feuerwehrmann, so muss dieser wirklich gute Mittel zur Verfügung haben, um den Kampf auszugleichen. Verstehen Sie nun, was ich Ihnen mitteilen möchte?

Ich werde Ihnen jetzt keinen Vortrag darüber halten, wo in welcher Menge die einzelnen Säureteile vorhanden sind. Was ich Ihnen jedoch schreibe ist, dass ich seit 2010 Fischölkapseln, also Omega 3, täglich supplementiere! Anfänglich vielleicht zu niedrig dosiert, aber nicht zu bestätigen, denn vielleicht hätte ich dann nur einen Schub über mich ergehen lassen müssen – wer weiß das schon?!

Zu den ganz schlimmen Fingern der Omega 6 zählt die **Arachidonsäure**, welche vermehrt in Eigelb und dessen Produkte enthalten ist. Sie essen kein Eigelb? Nun vielleicht jedoch Backwaren oder Tiefkühlgerichte. In etwa nimmt der Durchschnitt der Menschen 200-400mg pro Tag dieser Säure, wobei sie oftmals erst im Körper, durch

Umwandlungsprozesse entsteht, auf. Bei Vegetariern sind es 40-50mg pro Tag. Die Chimära der heutigen Zeit.

Der Gegenspieler mit den Besten Kontraeigenschaften ist in diesem Falle die **Gamma-Linolensäure**. Sie ist nicht nur antiinflammatorisch, sondern soll ebenso neuroprotektive (nervenschützende) Eigenschaften haben und die Leitfähigkeit unterstützen. Gute Telefonkabel leiten besser, als abgenutzte. Der Bellerophon der Neuzeit!

Als Ergänzung nenne ich Ihnen ebenso die **DHA** (Docosahexaensäure), die ebenso ein Bestandteil der Omega 3-Säure ist und speziell in fetten Kaltwasserfischen vorkommt, jedoch ebenso in der Muttermilch.

2) Vitamin D3

Viele Menschen kennen mittlerweile das Vitamin D3. Was viele jedoch nicht wissen, ist, dass es kein Vitamin ist, sondern ein Hormon. Die Namengebung war zur damaligen Deklaration eben einfach noch nicht soweit, um eine anders geartete Wortschöpfung zu finden. Nun wissen wiederum einige Menschen, dass man dieses „Vitamin" selbst produzieren oder aufnehmen kann, indem man Sonne tankt. Bedingt ist auch das wieder richtig. Wie der Name es dieses Mal richtig zeigt, hat es mit der 3 etwas auf sich. Nämlich, dass es zwei weitere Vorstufen hierzu gibt, bevor es überhaupt zum Hormon Vitamin D3 wird und vom Körper in dieser Form verarbeitet werden kann. Es nützt auch nichts einfach nur die Nase ins Sonnensicht zu halten oder das

Gesicht unter die Sonnenbank! Speziell sollte man den Oberkörper und die Extremitätenflächen, die zu diesem hingewandt sind (Arm- und Oberschenkelinnenseiten) täglich 30 Minuten mit ausreichendem UV-B-Anteil exponieren.

Was in diesem Falle als ausreichend definiert wurde, kann der Australier wohl dem Deutschen anders erklären, als der Sibirer dem Mexikaner. Zumindest sollte dabei eine Tagesdosis von mindesten 800 internationalen Einheiten (i.E.) abgedeckt werden. Alles ziemlich kryptisch.

Sehen wir es also ganz einfach scherzhaft ernst: Gehen Sie bitte nackt mindestens 30 Minuten täglich, wie Charlie Chaplin mit maximal nach außengedrehten Füßen und den Handflächen vom Körper weg zeigend, durch Ihre sonnendurchflutete, deutsche Betonwüste! Wenn Sie Ihre 30 Minuten gesammelt haben, haben Sie Ihre Tagesdosis an Vitamin D3 sicherlich gedeckt und genau so sicherlich einen Platz auf dem nächsten Polizeirevier erhalten.

Einfacher wäre also meine Variante, der ich mich bediene, indem Sie ab sofort ebenfalls supplementieren. Ich arbeite in etwa 9 Stunden in Räumlichkeiten ohne direkten Sonnenzugang und ergänze meine Ernährung mit 1000 bis 20000 i.E. pro Tag, je nach Präparat. Eine aktuelle Höchstdosis ist immer wieder neuer Gegenstand von Diskusionen. Galt vor Jahren noch eine Wochendosis von 50000 i.E. als toxisch (giftig), nehmen heutzutage (nicht kranke Menschen) diese Dosis manche täglich ein. Ich muss Sie zu diesem Punkt also einfach enttäuschen, da es hierzu nicht eine Quelle gibt, die nächste Woche noch Bestand hätte.

Einige Menschen kombinieren Vitamin K2 zum D3, da beide einen wohlwollenden Effekt auf die Calciumaufnahme und Knochensynthese (Neubildung) hätten. Ich supplementiere es nicht, da Vitamin K1, welches im Körper zu K2 umgewandelt wird, im Blattgrün der meisten vegetarischen Pflanzen- und – produkte enthalten ist und mir somit ausreichend zur Verfügung stehen sollte. Bei unseren überdünkten Böden immer eine leicht zu bezweifelnde Annahme, jedoch glaube ich einfach einmal naiv daran! Zusätzlich sollte man hierzu wissen, dass K in diesem Falle für Koagulans (Blutgerinnung) steht und die Hauptwirkung also in der Blutbindung zu finden ist.

Nehmen Sie bereits Blutverdünner? Trinken Sie zu wenig, sodass Ihr Blut eh schon tendenziell zu dick ist? Dann lassen Sie die Finger von K1 oder K2! Sind Sie sich nicht sicher? Nehmen Sie es bitte erst recht nicht!

Sie sehen also, dass ich zur zusätzlichen Einnahme keine Veranlassung sehe.

3) *Vitamin B12*

Ist Ihnen bekannt, dass den schwangeren Damen der Republik die Einnahme von Vitamin B12 und Folsäure nahegelegt wird? Sie fördern die Nervenausbildung und den Neuralrohrschluss (Vorform des Rückenmarks). Vitamin B12 wird auch das „Nervenvitamin" genannt. Warum nehmen Sie es nicht zusätzlich?

Ich für meinen Teil tue es, da ich nicht nur den Hintergrund kenne, sondern auch einen Sinn darin sehe. Wenn Sie also nicht gerade eine Magenkrankheit haben, bei der die Aufnahme von B12 gemindert ist (vor allem der Mangel am *Intrinsic-Faktor*, was Ihnen Ihr Arzt sicherlich erklären wird – hoffentlich, wenn es so sein sollte), sollte Sie mit der Diagnose MS darüber nachdenken B12 vermehrt aufzunehmen.

Stellen Sie sich einfach vor, dass Sie in Ihr Auto ab sofort immer Superplus mit 100 Oktan und einem Additiv tanken, statt dem alten Bleibenzin der 80er-Jahre. Ihr Motor könnte es Ihnen irgendwann danken. Ob es der reine Glaube an die Wirkung oder diese eben selbst ist, soll die Wissenschaft heraus finden. Und sofern Sie nicht an solche Dinge glauben oder Ihnen die Erklärungen nicht zusagten, trinken wir einfach einmal einen Kaffee zusammen.

Denn…

4) Kaffee

Ich bin Kaffeetrinker! Und das mit Genuss und fast schon religiösem Fanatismus, denn **KAFFEE GEHT IMMER**!

Den Geschmack bedingen u.a. Chlorogensäure, Palmitinsäure, Essigsäuren, Zitronensäure, Apfelsäure, Oxalsäure und...tada...

!**Linolsäure**! (die ich ja bereits als sehr vorteilhaft erwähnte)

Neben dem Geschmack, denn ich trinke diesen schwarz und mit Süßstoff, enthält die Kaffeebohne 3-5% Mineralstoffe, wie Kalium, Kalzium, Magnesium, Phosphor, Eisen, Schwefel und Mangan. Diese gehen zu 90-95% in das gemahlene Endprodukt über, also fast verlustfrei. Sogar einige Vitamine haben sich in dieses Getränk verirrt...unglaublich gut.

Die Wirkung von Kaffee auf den Körper ist grob einzugrenzen:

Die, im Kaffee vorhandenen, Gerbsäuren hemmen übermäßige Aufnahmen von Eisen, Zink und Kalzium aus der Nahrung, während es das Zentralnervensystem anregt und dabei die Herzkontraktionskraft, sowie den Puls ankurbelt.

Ready to flight?

Um vielleicht ein wenig entgegen zu kommen, wären verschiedene Bohnen, mit unterschiedlichen Säureanteilen möglich, wenn der Magen empfindlich wäre oder der Geschmack nicht zusagt.

Zusätzlich finde ich das Thema doch sehr kommunikativ, da man in illustrer Runde und Kaffee gut und gerne ins Schwatzen kommt. Und Kommunikation fordert ja ebenfalls die grauen Zellen heraus, was wiederum gutes Training darstellt, diese in Form zu halten.

5) Nichtraucher

Ich selber bin Nichtraucher, was wohl daran liegt, dass beide Elternteile Zeit ihres Lebens den Glimmstängel benutzten. Ja, selbst in der Schwangerschaft! Erst mit dem Auszug erholten sich meine Geschmacksknospen wirklich und eine chronische Bronchitis (Bronchienentzündung), nebst chronischer Sinusitis (Nasenbenhöhlenentzündung), habe ich seitdem ebenfalls. Klar, dass meine Eltern die Schuld daran ablehnen, aber was nützt das jetzt noch. Das Kind ist in den Brunnen gefallen und ich kann jedem nur raten in der heutigen, verseuchten Umwelt nicht noch zusätzliche Noxen (Schädigungsquellen) um sich zu scharen, die dann noch unnötig und vermeidbar wären!

Wussten Sie, dass neben 70 giftigen Substanzen, auch etwa 9 bis 15 mBq Polonium-210 in jeder Zigarette stecken?

Ah, Sie haben in Chemie nicht aufgepasst…kein Problem:

ein radioaktives Element mit einer Strahlungsweite von ca. einer halben Handbreite. Also gerade gut genug für den Weg zwischen Lippen und Gehirn.

Die Jahresstrahlendosis für den Menschen liegt bei 20 Millisievert (mSv), wovon Sie bei täglich 20 Zigaretten bereits circa 0,*287* mSv täglich aufnehmen. Für die Rechenweltmeister unter uns sind das in 10 Tagen (bei 20 Zigaretten) schon 2,87 mSv und an 100 Tages haben Sie also schon die Jahresdosis überschritten mit 28,7 mSv. Rein technisch gesehen dürften Sie dann also keine Interkontinentalflüge, CT- oder Röntgenaufnahmen mehr tätigen. Die kosmische Strahlung, die generell immer wirkt, kann man dabei leider nicht vermeiden, außer man lebt permanent im Keller.

Sie rauchen? Ich halte Sie für mutig bei diesen Fakten!

Das Nikotin im enthaltenen Zigarettentabak z.B. wird über die Alveolen (Lungenbläschen) ins Blut aufgenommen, gelangt durch die Blut-Hirn-Schranke und dockt im Gehirn an die Acetylcholinrezeptoren an, die für unser zentrales Nervensystem immens wichtig sind. Hier beeinflussen sie u.a. das vegetative Nervensystem (siehe mein Buch: „**Behandlung nach 4 Ebenen**“) und setzen die Körpertemperatur herab und den Blutdruck herauf. Die allgemeine Durchblutung wird hierbei gemindert, sodass der steigende Blutdruck einfach nur eine Gegenregulation des Körpers ist, da er merkt, dass etwas nicht stimmt. Acetylcholin als Neurotransmitter (Postbote im Gehirn und Nervensystem) ist ebenso an Muskelkontraktionen und Reizweiterleitungen von Nerv zu Nerv verantwortlich. Entlassen wir also Postboten, kommen Briefe einfach immer weniger und langsamer an – und unser

Gehirn kann leider nicht einfach auf e-mail oder Massenger zurück greifen...

6) Kein Alkohol

Eigentlich ist es schade, dass ich dieses Thema überhaupt mit einem eigenen Absatz behandeln muss, jedoch sehe ich an vielen Ecken und in vielen Gesprächen, dass das abendliche „Weinchen" oder „Bierchen" sogar schon eine Verniedlichungsform erhalten hat, um den eigenen Alkoholkonsum in einem besseren Licht darzustellen. Mit einem „Weinchen" kann nämlich ganz schnell eine Flasche gemeint sein und da spielt es überhaupt keine Rolle, ob man diese allein oder zu zweit, über zwei Stunden hinweg oder auf ex geleert hat. Alkohol ist ein Zellgift! Und als erstes leidet nicht die Leber darunter, sondern die empfindlichen Nervenzellen – Alkoholismus ist genau so sehr eine Krankheit und kein Kavaliersdelikt. Klar, die Einsicht zu diesem Thema ist schnell erloschen und ich schnell unpopulär, aber erklären Sie einem notorischen Schnellfahrer, er sei zu schnell; Erklären Sie einem chronischen Daumenlutscher, er müsse erwachsen werden, also erklären Sie einem suchtkranken, er sei süchtig. Er wird dies immer verneinen und es herunter spielen. Die Kontrolle hat stets das Mittel, solange man es konsumiert, nicht der Konsument!

Benötigen Sie wirklich eine Erklärung, dass C_2H_5-OH eine toxische Wirkung auf eine Nervenzelle hat oder gestehen Sie sich gleich ein, dass Sie das schon immer wussten?

Alkohol ist ab einer gewissen Konzentration ein Desinfektionsmittel und tötet also Pilze und Bakterien erfolgreich ab. Eine Nervenzelle hat gewiss nicht mehr Widerstandskraft, erfüllt aber einen Zweck im Körper und weggesoffen heißt unwiederbringlich weggesoffen.

Das gesellschaftliche Belächeln des täglichen Alkoholkonsums ist ein hausgemachtes Problem. Vom Frühshoppen bis zum gemütlichen Ausklang des Abends oder Vorbereitung des Bettsports im Anschluss dessen, Rechtfertigungen findet die Gesellschaft viele, um sich selber „locker" zu machen. Grundsätzlich gäbe es auch bei der einen oder anderen Spirituose eine Zellprotektive (schützende) Komponente, aber dann müssten wir alle samt bei Traubensaft bleiben, da das Hinzusetzen von Ethanol daraus nun mal ein Zellgift macht.

⑩Weitere Ansätze einer erfolgreichen, nicht medikamentösen Therapie

a) Leaky gut

Als ich eine zweijährige Heilpraktikerschule neben dem Beruf besuchte, kam ich das erste Mal in Kontakt mit der Thematik „Leaky gut". Vielen wird dies nicht viel sagen, da dieses Themengebiet zur damaligen Zeit auch noch nicht gut mit finanziellen Mitteln versorgt wurde und somit die Studien eher kleinspurig und schmalbrüstig ausfielen. Ein gutes Jahr später auf einer Heilpraktikerfortbildung – erneut dieses Thema – jedoch mit diesmal schon größeren und vielversprechenderen Ergebnissen. Dies ist nun, zum Zeitpunkt des Schreibens an diesem Buch, 3 Jahre her, sodass sich nun doch noch mehr finden lassen sollte. Und siehe da, nichts!

Das Thema leaky gut wird immer noch nicht großartig publiziert oder der allgemeinen Bevölkerung zugänglich gemacht und erklärt. Ich führe Sie nun in die Theorie ein und vermittle Ihnen das Bild, welches allerdings schon 3 Jahre alt ist:

Das übergeordnete Thema ist der Darm. Um genau zu sein das Mikrobiom. Noch nie gehört? Früher hieß es Darmkulturen. Das Wissen um die Vielzahl und Verteilung der

Darmbakterien, deren Stämme und Unterformen ist nicht ganz so alt, jedoch mittlerweile gut erforscht. In unserem Darm hat jedes Bakterium eine Aufgabe und damit seine Daseinsberechtigung, seinen Platz und ist mit Seinesgleichen so exakt aufgeteilt, dass es quasi einen Besiedlungs- und Verteilungsschlüssel gibt. Eigentlich sollte sich kein Bakterium im Darm befinden, welches dort nicht hinein gehört und eigentlich sollte die Anzahl exakt festgelegt sein. Eigentlich!

Wenn nun, aufgrund unserer Ernährung, Krankheiten oder Schicksalsschlägen dieser Fakt sich ändern, entsteht im Darm ein Milieu, welches zu Darmwandschäden führt.

Stellen Sie sich einfach vor, dass eine Tierrasse eine andere, aus deren gewohntem Lebensraum, verdrängt und sich dort niederlässt. Es führt zur Abwanderung der verdrängten und zur Umgestaltung des Lebensraumes nach den Wünschen der eingewanderten Gattung! Der Mensch zum Beispiel macht dies Tag täglich, aber zurück zum Darm.

Die Umgestaltung ist in diesem Falle ein Raubbau und eine Brandrodung der Darmwand, der Zotten und der Blutversorgung, sodass Destruktionen in genau diesen entstehen – **leaky gut** – oder frei übersetzt auch <u>offenes Tor</u>.

Was nun passiert, ist eine ganz natürliche Folge aus dieser Destruktion: Stoffe, die vorher nicht die Möglichkeit hatten in die Blutbahn zu gelangen, gelangen nun ohne Widerstand in die Blutbahn. Hier reagiert der Körper mit einer unspezifischen Abwehr der weißen Blutkörperchen darauf, da er nun mit einer Substanz konfrontiert wird, die er vorab nicht im Blut dulden musste. Durch immerwährenden Kampf und Gewöhnung entsteht irgendwann ein Überangebot des Neustoffes im Vergleich zur schützenden weißen Blutkörperschar, sodass kein Entzündungsprozess mehr am und um den Darm mehr statt findet, sondern die Neusubstanzen den Körper durchstreifen. Natürlich kommen diese dabei an allen Organen vorbei und „ärgern" auch diese, weshalb man mit diesem Modell auch gerne Nahrungsmittelunverträglichkeiten und/oder Allergien erklären mag, aber haben Sie von dieser Verkettung schon einmal gehört oder wurde es Ihnen schon einmal erläutert? Nein? Weiter im Text!

In unserem zentralen Nervensystem (Gehirn und Rückenmark) gibt es eine zusätzliche Schutzbarriere – die Blut-Hirn-Schranke – die Fremdstoffe davon abhält an das kostbarste Gut in unserem Körper zu gelangen: unser Gehirn.

Wenn man jetzt jedoch weiß, dass die Darm-Blut-Barriere, die von den Fremdstoffen bereits überwunden wurde, vom Zellaufbau ähnlich aufgebaut ist, wie die Blut-Hirn-Schranke, so erkennt man relativ schnell, dass diese Mauer nicht lange halten wird. Die Überwindung der Blut-Hirn-Schranke benötigt weitaus mehr Zeit, da hier keine physiologischen Bakterienstämme beheimatet sind und die Fremd/Neustoffe erst einmal eine Neubesiedlung vornehmen müssen, aber stetig Tropfen höhlt den Stein!

Die Vermutung liegt nahe, dass das P-Glykoprotein hiermit zu tun hat, da dieses sowohl im Gehirn, als auch in der Darmwand zu finden ist und es einen aktiven Stofftransport begünstigt. Überlassen wir dieses Thema jedoch besser der aktiven Forschung! Weiter im Text zum Thema der Fremdstoffe.

Die Erstreaktion auf die Neubesiedlung ist eine Entzündung, nämlich der Kampf der weißen Blutkörper gegen Neusubstanz, an dessen Ende die Neusubstanz vernichtet wird und die Angriffsbereitschaft der Blutkörper bleibt, sprich eine Hypersensibilisierung. Der kalte Krieg in unserem Körper, der nur noch auf den Zündfunken wartet und damit die Geburtsstunde einer möglichen MS!

Auf der zuletzt besuchten Fortbildung zu diesem Thema hieß es, dass man anhand von Stuhlproben bereits die Umverteilung des Mikrobioms erkennen könne, indem man die einzelnen Kulturen in ihrer prozentualen Verteilung gegen die Durchschnittswerte gegenüberstellen würde. Ich halte mich bewusst im Konjunktiv auf, da diese Fortbildung den Hintergrund hatte von einem Namenhaften Labor subventioniert zu sein. Ansonsten könnte ich **JEDEM** nur raten regelmäßig seinen Stuhl auf genau diese Abweichungen untersuchen zu lassen!

Kurzum: Es gäbe also eine Früherkennung für noch nicht erklärbaren und entschlüsselten Krankheiten, wie den kompletten rheumatischen Formkreis, Krebs, MS, Morbus Parkinson und und und… Naja, es wäre fantastisch und gewiss ein Dorn im Auge der Pharmazie. Wollen wir also geduldig sein und das beste hoffen, ohne zu viel Hoffnung zu machen!

b) Salutogenese

Zu diesem Thema bediene ich mich meiner eigenen, bereits geleisteten Ausarbeitung aus dem Buch „**Rückgrat der Gesellschaft**", welches leider nur als Privatband erscheinen durfte.

Was ist Salutogenese, respektive Kohärenz?

Die Arbeit von Herrn Aaron Antonovsky möchte ich Ihnen wie folgt vorstellen. Dieser erarbeitete u.a. ein Gedankenmodell, die **Salutogenese**, aus, welches der hiesig verbreiteten **Pathogenese** gegenüber steht.

In der Pathogenese richtet man alles nach krankmachenden Faktoren aus, beziffert und bewertet diese, stellt ihnen feste Behandlungsschemata gegenüber und sorgt demnach nach einer einfachen Grundlage:

Staub als Steinmetz schädigt die Lunge, welches eine Silikose (Staublunge) ausbildet, die mittels Atemtherapie und Medikamenten behandelt wird. Daraus resultieren genau ableitbare Kosten ohne weitere Nebenerscheinungen.

In der Salutogenese hinterfragt man hierzu die Faktoren, die einem das Gesundbleiben ermöglichen und versucht diese nicht zu behandeln, sondern zu stärken:

Hektik als Mitarbeiter in der Chefetage führt zu hohem Blutdruck und damit gesteigerten Risiken von Langzeiteffekten auf Herz und Kreislauf. Die Stärkung wäre neben regelmäßigen Pausen, ein besseres Zeitmanagement und neben dem beruhigenden Tee in dieser Pause ein 2-Minuten-Meditationsprogramm.

Um sich seiner Probleme nach der Methode der Salutogenese zu stellen, bedarf es der *Kohärenz*, respektive des Kohärenzgefühls. Dieses setzt sich aus drei Untergruppen zusammen:

1. Verstehbarkeit meint, dass Verstehen, was mit und um einen herum geschieht. Hierzu gehört ebenso das Verständnis der eigenen Körpersprache, der eigenen Gedanken und Gefühle. Die Einbindung fremder Menschen und das Respektieren des Gegenübers, mit deren individuellen Gegebenheiten, findet hier genau so Platz, wie Vorgehensstrategien zur Bewältigung krankmachender Situationen.

2. <u>Handhabbarkeit</u> bedeutet Mittel und Wege zu finden und diese zu nutzen, um Aufgaben zu lösen, die im Zusammenhang mit Problemen, Umorientierungen/Adaptation und Krankheiten/Symptomen stehen. Hierzu gehören auch die Informationsbeschaffung, das Ratsuchen und die Nutzung von Therapiemöglichkeiten.

3. <u>Bedeutsamkeit</u> stellt eine Prioritätenfestlegung der Betroffenen dar bestimmte Themen als bedeutend genug einzuordnen, um eine daraus folgende Handlung vorzunehmen und eine Abwägung zu treffen, ob gewisse Handlungen in Relation zum Nutzen der Aktionen stehen.

Diese grundlegenden Informationen habe ich nochmals in einem Schaubild zusammengetragen, sodass auch visuelle Lerntypen diesen Kontext schnellstmöglich überblicken können.

(Bild: D. Walther – Rückgrat der Gesellschaft)

Die Salutgenese (kurz auch: die positive Einstellung zum Erhalt der Gesundheit) ist die Diametrale zur Pathogenese (kurz auch: die faktische Feststellung von Faktoren des Krankwerdens) und hat als wesentlichen Kern, dass es Ressourcen gibt, die des Gesundheitserhalts dienlich sind und das Krankwerden damit verhindern oder verlangsamen. Diese müssen immer wieder auf neue Herausforderungen (Stress, Lebensumstandsänderungen, Sportliche Höchstleistungen, pathogene Erreger usw.) reagieren und uns gesund halten. Prävention ist in diesem Modell ein herausstechendes Merkmal.

Jeder Mensch hat unterschiedliche Ressourcen, wobei diese wahrscheinlich ebenso individuell definiert werden können, wie die Menschen eben selbst. Ressourcen können gemachte Erfahrungen sein, ebenso soziale Verbindungen und Rückhalt, *Coping-Strategien* (Krankheitsbewältigungs-Strategien), finanzielle Belastbarkeiten und Liquidität u.v.m. Was dem Menschen Auftrieb und Antrieb verleiht, ist in diesem Maße also gleichbedeutend mit einem Baustein dieser Ressourcen. Je mehr und stärker diese vorhanden sind und gefördert werden, umso wahrscheinlicher wird es nach der Salutogenese sein, dass Sie gesund **bleiben** können!

c) *Sport*

Sie glauben Sport, respektive regelmäßige Bewegung und das Thema „MS" wären zwei gegensätzliche oder sich ausschließende Elemente? Im Gegenteil. Es sind zwei sich bedingende Elemente!

Die MS verringerte zwar mein Leistungsniveau mit den Schüben, die ich durchmachte, zeigte mir jedoch auch, dass diese auf sportliche Aktivitäten reagiert. Mit ausreichendem Sport, hatte ich das Gefühl meine Schübe minimieren und abmildern zu können, sodass ich auf die Suche ging, um hierzu Hintergrundinformationen zu beschaffen.

So belegen mittlerweile zahlreiche Studien, dass Sport auf den Verlauf der MS einen „positiven Einfluss" hätte. Erst wenn man weiter sucht, findet man Details dieser kryptischen Umschreibung, die da sind, dass Bewegung gegen Depressivität, das Fatigue-Syndrom, Gleichgewichtsstörungen und generellem Muskelabbau wirkt. Klar, wenn die, vorher von mir beschriebenen Symptome auftreten, ist gezieltes Training dazu der Gegenschlag. Zumal das zentrale Nervensystem bei allen Körperstellreaktionen und Bewegungen eine Kontrollfunktion übernimmt, ist also jede Art von Bewegung und Training meist gleichbedeutend mit einem ZNS-Training mit den zusätzlichen Aspekten von Koordination, verbesserte Kognition und psychoemotionaler Reifung. Für Detailversessene lohnt sich gewiss die Kontaktaufnahme mit Herrn Prof. Ulrik Dalgas von der Universität Aarhus, der sich für dieses Thema stark macht.

Ist Ihnen Jasmin Nunige bekannt? Nun gut, mir persönlich auch nicht, jedoch ist bekannt, dass diese trotz der Diagnose einer MS Marathon läuft. Oder Alfred Wukitsevits? Dieser begeisterte sogar mit der Teilnahme am Kärntner Triathlon, trotz der Diagnose MS.

Um also die letzten Zweifel zu zerstreuen, darf ich aufrichtig darbringen, dass es bewiesen wurde, dass körperliches Training/Sport/Aktivität keinen MS-Schub auslöst! Sie sehen also hoffentlich, warum ich diese wesentliche Säule in die allgemeine Therapie integrierte. Durch langjährige Arbeit mit MS-Patienten habe ich hierzu selten negative Erfahrungen gesammelt. Im Gegenteil! Die meisten Patienten waren dankbar, dass ich diese nicht mit Samthandschuhen anpackte und sie als „normale" Menschen Sport mit mir treiben durften.

d) positive Lebenseinstellung

Das eine gewisse Überzeugung oder Einstellung zu einer Sache oder einem Medikament Berge versetzen kann, ist wohl jedem bekannt. Der Wunsch oder der feste Glaube an einen Erfolg kann soweit gehen, dass die Art der Therapie oder die Dosis eines Pharmakons absolut ohne Bedeutung werden kann. Diese Superlative mündet in dem weit verbreiteten Begriff des „Placebo".

Randomisierte Studien hatten ebenso bereits ergeben, dass die Verbindung zum Behandler/Behandlerin und/oder Arzt/Ärztin ausschlaggebend für die Aussicht auf Erfolg einer Therapie und steigert ist. In diesem Falle hatten z.b. identische Therapiedurchführungen von unterschiedlich durchführenden Personen unterschiedliche Ergebnisse bei ein und dem selben Probanden.

Es gab einmal einen Studienaufbau, in dem es darum ging das Gegenteil zum Placebo zu ergründen. Dieses Gegenteil heißt in diesem Falle „Nocebo". Kurzum:

Wenn man Menschen soggeriert sie seien unheilbar krank, kann dies tatsächlich zur Symptomentwicklung führen. Ob dies nur durch die Verwahrlosung der, sich gehen lassenden, Patienten anfiel oder eben durch den psychologischen Hintergrund, ist von mir nicht zu beantworten, jedoch gibt es also auch die Möglichkeit sich Negatives einzureden und Murphys Gesetzt trifft eben zu!

Wenn also ein grundlegendes Problem bereits darin besteht keine Hoffnung mehr zu haben oder die einzige Hoffnung in die Hände anderer zu legen, so möchte ich Ihnen schon fast garantieren, auch wenn ich das überhaupt nicht vermag, dass diese Menschen ein schlechteres Ergebnis und einen gravierenderen Verlauf haben werden, als diejenigen, die eher positiv und mit einem guten Coping an die Sache heran gehen!

Meine Coping-Strategie besteht auch weiterhin aus purer Wut, dem Willen Widerstand zu leisten, Hintergrundwissen und einer gesunden, männlichen Dosis an Ignoranz. Abwarten und Tee trinken, war selten meine Vorgehensweise, da ich der Überzeugung bin, dass zwar alles seine Zeit und den dazugehörenden Ort hat, jedoch Wille, Ehrgeiz und Eifer vollkommen sinnvolle Attribute sein können.

Um Sie ggf. für einen kleinen „Kampf" gewinnen zu können, stelle ich Ihnen eine Frage, sofern Sie ebenfalls eine MS-betroffene Person sind:

Sagt Ihnen der Begriff **Resilienz** etwas?

Sofern Sie bereits mein Buch *„Behandlung nach 4 Ebenen"* lasen, sind Sie bereits im Bilde. Wenn nicht, zitiere ich eben einen kleinen Auszug daraus:

„Was ist **Resilienz**? Die Resilienz ist eine Widerstandskraft oder besser noch die Fähigkeit Verluste, Lebenskrisen, Zurückweisungen und/oder Rückschläge des Lebens zu verarbeiten, zu verkraften und zu überwinden. Zum Thema Krankheit wird gerne auch **Coping** benutzt, was mir in diesem Kontext jedoch zu eng gefasst ist.

Was ist **Vulnerabilität**? Die Vulnerabilität ist die Diametrale zur Resilienz, also die Anfälligkeit auf die lebensverändernden Dinge einzugehen, diese zu bewältigen oder mit ihnen in Einklang zu kommen." – (Behandlung nach 4 Ebenen)

Um also eine positive Lebenseinstellung gegenüber einer/seiner MS-Diagnose zu erhalten und diese aufrecht zu halten, lohnt sich als Coping-Strategie eine starke Resilienz. Diese ist auf ganz unterschiedliche Art und Weise zu erlangen. Ich z.B. erlange sie täglich bei meiner Arbeit mit Menschen. Jeden Tag erlebe und sehe ich Menschen, denen es schlechter geht als mir und daraus entsteht eine tiefe Demut und Genügsamkeit. Klar, könnte ich mich beschweren, wenn ich vollkommen „gesunde" Menschen erblicke, aber diese können für mein Schicksal immerhin nichts. Genau so gut, könnte ich sauer auf mich und/oder gemachte Fehler sein, was das Geschehene jedoch nicht ändern würde und ich gewiss nicht einmal einen Ansatz fände, wo und wie diese Fehler eintraten. Stöhnen wir nicht doch all zu oft auf zu hohem Niveau?

Wenn Sie für sich einen geeigneten Ansatz finden Ihren Zustand zu akzeptieren und an dessen Erhalt zu arbeiten, haben Sie persönlich schon einmal all das geleistet, was von Ihrer Seite aus kommen kann! Alles andere liegt in den Händen der Forschung, dem Zufall der Ereignisse und vielleicht auch ein wenig den Dingen, die wir niemals verstehen werden und/oder beeinflussen können.

e) Medikamente bei MS

Ich selber habe für mich entschieden, dass ich keine Pharmazeutika gegen die MS einnehme. Ich lehne diese nicht grundlegend ab und weiß auch, dass meine Entscheidung nicht die **ALLER** sein sollte oder sein wird! Jedoch waren die Nebenwirkungen der Präparate, die man mir zuteilte, alles andere als im Rahmen eines Kosten-Nutzen-Planes akzeptierbar. Gegen den Willen meiner behandelnden Neurologin setzte ich also ab und verweigerte mich anderen Mitteln, die noch hätten kommen können. Stattdessen suchte ich nach Alternativen, die ich auch fand, aber dieses Unterkapitel trägt nun mal den Titel *„Medikamente bei MS"*, weshalb ich auf einige, wenn auch nicht alle, eingehen werde.

Über die potentielle Aussagekraft der einzelnen Pharmazeutika werde ich keine Stellung beziehen, da alles immer mit viel hätte, wäre und könnte zu tun hat!

Goldsalze

Dieses Medikament war „früher", also in den 1990ern bis 2000 noch ein gängiges Präparat bei MS, was jedoch heutzutage kaum noch Verwendung findet, außer in naturheilkundlichen Ergänzungstherapieformen.

<u>Wirkung:</u> In den Makrophagen (Fresszellen der weißen Blutkörper) verhinderte es eine Freisetzung von Entzündungsmediatoren zur Unterbrechung/Verringerung einer ablaufenden Entzündung. Es sollte also bei Schüben eine Unterbrechung des Schubes statt finden.

Copaxone (Glatirameracetat)

Dieses Mittel habe ich am eigenen Leib zu spüren bekommen und setzte es ab, weil es mir das Gefühl gab ständig und immerwährend eine kleine Grippe zu haben, während bei meinem Vater eine langjährige Therapie damit vollzogen wurde.

<u>Wirkung</u>: Hierzu finde ich immer nur allgemeine und umschreibende Äußerungen, wie z.B., dass es eine immunmodulierende Wirkung habe, aber in wie weit und was „immunmodulierend" genau in diesem Kontext hieße, sollten Sie besser Ihren Apotheker fragen – sehr schwach!

Benperidol

Ist das erste Mittel, einer nun folgenden Reihe, welches unter „klassische Neuroleptika" fällt.

<u>Wirkung</u>: Primär wird es gegen Psychosen eingesetzt, wirkt dämpfend für die Gemütslage, senkt Aufregung, Muskeltonus (Grundspannung der Muskulatur) und den Blutdruck. Hierbei tritt eine leichte Müdigkeit auf. Es wirkt gezielt auf Dopaminrezeptoren im ZNS.

Bromperidol

Das zweite im Bunde der „klassischen Neuroleptika". Es unterscheidet sich zu Benperidol im chemischen Aufbau und damit in der Wirkung.

Wirkung: Auch dieses Mittel blockiert die Dopaminrezeptoren im ZNS, erzielt hierbei jedoch eine stark mindernde Wirkung auf Halluzinationen und Fehlwahrnehmungen (Parästhesien) mit einer weniger sedierenden Wirkung als Benperidol und senkt den Blutdruck nicht. Es reguliert hierzu Unruhezustände, Schlafstörungen oder Ängste.

Fluspirilen

Das dritte Mittel im Bunde, ebenfalls ein „klassisches Neuroleptika", wird heutzutage wohl kaum noch eingesetzt, da die Liste der Nebenwirkungen wohl höher erscheint, als die nutzbringende Wirkung.

Wirkung: siehe Bromperidol und **Benperidol.**

Melperon

Nummer 4 von 7 der „klassischen Neuroleptika" setzt ebenso an den Dopaminrezeptoren an, weshalb wir gleich zur Wirkung kommen.

Wirkung: Ebenso, wie die bereits genannten, verringert auch Melperon Spannungen und Fehlwahrnehmungen. Hinzu kommt in diesem Falle, dass Denkhemmungen und Ich-Störungen bekämpft werden können. In wieweit Melperon sich also von den anderen, bereits genannten, unterscheidet, bitte ich ebenfalls einen Apotheker zu fragen.

Pimozid

Pimozid scheint mir das erste Pharmakon der „klassischen Neuroleptika" (5 von 7) zu sein, welches sich ein wenig von den anderen abhebt. Wenn ich den Quellen des Internets trauen kann, und das muss ich leider als nicht Pharmakologe, so ist es eines, welches bei Langzeitbehandlungen zum Einsatz kommt.

Wirkung: Pimozid wirkt stark antipsychotisch, Halluzinationen und Wahnideen günstig beeinflussend und zugleich aktivierend, anstatt zu ermattend und die Müdigkeit zu verstärkend!

Pipamperon

Das sechste von sieben hat eine hervorzuhebende Wirkung gegen Schlafstörungen und Unruhezuständen, was mir im Umkehrschluss vermittelt, dass es wiederum eine hemmende und dämpfende Wirkung auf das ZNS besitzt.

Wirkung: siehe Bromperidol und **Benperidol.**

Trifluperidol

Als letztes und damit 7. im Bunde der „klassischen Neuroleptika", ist auch Trifluperidol ein Dopmain-Antagonist.

Ernüchternder Weise sind auch hier die Informationsquellen kaum aussagekräftiger, als die vorab erwähnten Mittel, weshalb ich Sie bitte auch zu diesem Pharmakon einen Apotheker zu konsultieren, sofern Sie nähere Informationen wünschen, als ich Ihnen liefern kann.

Wirkung: siehe Bromperidol und **Benperidol.**

Baclofen

Eines der bekanntesten Muskelentspanner (Muskelrelaxanzien) ist Baclofen. Es wird ebenso bei Spastiken eingesetzt, wobei die Dosierung nicht immer einfach scheint. In den langen Jahren des Therapierens betreute ich einige Patienten, die mit der Einstellung dieses Mittels Probleme hatten – zu viel, zu wenig, gestern, heute anders und so weiter.

Wirkung:

Es senkt den Tonus der quergestreiften Willkürmuskulatur, sodass sich eine spannungslösende Komponente nicht von der Hand weisen lässt. Bei einer starken Überdosierung werden die Patienten zu „schlaffen Säcken", wenn ich mich einmal umgangssprachlich und salopp ausdrücken darf.

Alemtuzumab (Lemtrada®)

Dieses Mittel vermittelte mir eine fast schon zweischneidige Wirkung. Als Angriffsziel dieses Pharmakons sind unsere eigenen Polizisten, in diesem Falle die T- und B-Lymphozyten auserkoren, indem es deren Aktivität hemmt und zu einer Zytolyse (Zellverringerung/Auflösung dieser Zellen) dieser führt.

Wirkung: Hieraus resultiert also eine vermeintliche Schubreduzierung, respektive die Häufigkeit der Schübe (aber mal unter uns, oder habe ich damit etwas falsch verstanden, wenn es doch unsere eigene Körperabwehr reduziert und hemmt, nehmen doch sicherlich nicht nur die Schübe ab, sondern auch die Infekte zu)

Beta-Interferone (Avonex®, Betaferon®, Rebif®)

Interferone sind körpereigene Entzündungsmediatoren (Botenstoffe zur Regulierung einer Entzündung) und werden nun künstlich hergestellt, um als Pharmazeutika eingesetzt zu werden. Rein logisch gesehen, ist bei diesem Pharmakon die Kosten-Nutzen-Auflistung am sinnvollsten ins Positive verschoben, wobei ich bei diesem Mittel Schwindelerscheinungen im Gegenzug erhielt und diese damit wieder absetzte.

Wirkung: Eine Verminderung der Schubfrequenz und Abnahme deren Intensität sollen die Wirkungen hierbei sein.

Cladribin (Mavenclad®)

Ähnlich, wie Alemtuzumab ist auch bei diesem Mittel zu hinterfragen, warum man seine eigene Immunabwehr lähmen sollte. Eine Verminderung der T- und B-Lymphozyten vermag gewiss eine Autoimmunreaktion einzuschränken, aber ein allgemeiner Abfall dieses Systems ermöglicht doch anderen Stoffen ebenso einfach den Körper zu infiltrieren.

Wirkung: Aus einem Forum fischte ich die Aussage, dass auch nach Absetzen dieses Stoffes eine temporär anhaltende Verminderung der Lymphozytenzahl die Folge wäre und somit die Schubhäufigkeit verringert sei. Und ich reite nicht nochmals auf den damit lauernden Gefahren herum, weil ich vielleicht einfach nur den Teufel an die Wand male.

Dimethylfumarat (Tecfidera®)

Dieses Mittel hat als biochemische Wirkung, dass ein bestimmter Teil unseres Immunsystems (in diesem Falle die Granulozyten – nur welche? Neutrophile, Basophile oder Eosinophile?) der Zugang zu unserem zentralen Nervensystem nicht gestattet wird, indem der nötige HCA2-Rezeptor ausgeschaltet wird.

Wirkung: Hierdurch sollen oxidative (an Sauerstoff gebundene) Prozesse, und damit Entzündungen, verringert werden.

Fingolimod (Fingolimod-Mepha®,Gilenya®)

Dieses Pharmakon wiederum zielt auf eine andere Gruppe unseres Immunsystems ab. Die Lymphozyten werden hierdurch in den Lymphknoten gebunden, gleich einem Streifenpolizisten, der nun nur noch Berichte auf der Wache zu schreiben hat.

Wirkung: Man strebt auch hierbei eine Reduzierung der Entzündungsreaktionen an.

Mitoxantron (Novantron®)

Cladribin und Alemtuzumab haben wir gemeinsam ja bereits beleuchtet. Nun also ein weiteres Mittel, was in die Immunabwehr eingreift, indem es die Reproduktionsfähigkeit/Vermehrung der B- und T-Lymphozyten einschränkt und/oder aufhebt (je nach Dosierung)

Wirkung: Auch hier gäbe es nicht wirklich mehr zu schreiben, als den gefühlten Standarthintergrund, dass man sich durch die Gabe dieses Mittels eine Verringerung der Schubhäufigkeit und deren Verläufe wünscht.

AUBAGIO® (Teriflunomid / Sanofi Genzyme)

Genau, wie bei Mitoxantron hemmt auch Aubagio die Zellteilung der B- und T-Lymphozyten. Wie genau und worin also der Unterschied zu bereits genannten Mitteln besteht, kann ich nicht einmal erahnen, weshalb auch die Wirkung identisch sein wird. Lediglich eine kleine, persönliche Anekdote kann ich zu diesem Mittel noch ergänzen.

Ein Patient von mir mit der Diagnose MS, bekam nach Jahren der medikamentösen Therapie einen Wechsel, in dem er das Mittel Aubagio erhielt. Bis dahin war er sehr stark extremitätenbetroffen, nämlich einem Leistungsverlust beider Beine. Nachdem dieser Patient das Mittel 3 Wochen regelmäßig einnahm, meinte er ein besseres Gefühl in beiden Beinen zu haben, während sich die Leistung rein objektiv nicht verbesserte.

IMUREK® (Azathioprin / Aspen)

Ein weiteres Mittel in einer fast schon nicht enden wollenden Reihe der B- und T-Lymphozytenhemmer ist Imurek.

Auch hierbei werden diese beiden Abwehrzellengruppen in deren Neubildung eingeschränkt, wobei das Mittel Imurek eigentlich eine ganz andere Vorgeschichte hat:

Imurek ist ein Pharmakon, welches regelmäßig bei Organtransplantationen verschrieben wird, um die Abstoßungsreaktion zu limitieren.

Wirkung: Allgemein schränkt es stark die Autoimmunreaktionen ein, sodass eine Bandbreite an Einsatzmöglichkeiten entsteht. Bei Organtransplantationen jedoch sorgt es nicht nur für die „Annahme" des körperfremden Gewebes, sondern eben auch in einer meist kompletten Destruktion der körperlichen Abwehrfähigkeit.

Stammzellentherapie

Die Stammzelltherapie ist einfacher gesagt eine Art Chemotherapie, die darauf abzielt die Immunreaktion zu brechen und durch vorab entnommene Stammzellen neu zu ordnen.

Hierbei kommen Mittel zur Anwendung, die auch bei der herkömmlichen Chemotherapie gegen Krebsarten Einsatz finden und abgeschwächte Pharmaka.

Anschließend sind die Patienten Immungeschwächt und infektanfällig für den Zeitraum, der benötigt wird um aus den Stammzellen (in den Körper eingebracht) ein „neues" Immunsystem zu schaffen. Die gesamte Zeit dieser Prozedur wird mit 4 Wochen angegeben.

Die Stammzellen werden hierbei aus dem Blut oder dem Knochenmark isoliert und aufgezüchtet.

Wirkung: Eine komplette Neumodulierung des Immunsystems wird hierbei angestrebt und eine Schubprävention. Leider habe ich von noch keinem Patienten gehört, dass man damit die MS zum Erliegen bringen und damit heilen konnte, was sich eigentlich aus dieser Art der Therapie ableiten lassen könnte.

Cortison

Das wohl bekannteste und mit Sicherheit wirksamste Mittel bei MS-Therapien ist das bekannte, körpereigene Stresshormon **Cortisol** (Handelsname **Cortison/Kortison**). Mit einer Vielzahl von Angriffsmöglichkeiten hat dieses Hormon einen Generalschlüssel unseres Körpers. Primär möchte man die entzündungshemmende Wirkung nutzen, welches es entfaltet, um eine ablaufende Entzündung zu hemmen oder gar vollends (je nach Ausschüttung) zu unterbrechen. Daneben katalysiert (ankurbeln) es die Energiebereitstellung durch Zuckeraufspaltung und Fettsynthese, beeinflusst die Hautbeschaffenheit, weicht Knochenmatrix auf, verändert die Beschaffenheit von Zell- und Gefäßwänden, weist den Körper an Wasser zu retendieren und einzulagern, fördert den Appetit bis hin zum Heißhunger, beeinflusst unseren Schlaf in Richtung Verkürzung und Hemmung der Schlaftiefe und steigert den Blutdruck.

Hierneben greift es oftmals in Zwischenprodukte und Abläufe ein, die ebenfalls verändert werden können, sodass nahezu alle Zellen vom Cortison erreicht werden können.

Wirkung: Den Primäreinsatz findet dieses Pharmakon zur Unterbrechung eines Schubes, sodass es das Mittel der Wahl in allen Krankenhäusern und Notfallpraxen ist und wahrscheinlich auch bleiben wird.

Ich erinnere mich gut daran hierdurch Rastlosigkeit und Heißhungerattacken verspürt zu haben, sodass ich eigentlich ein immer hungriges Duracellhäschen war!

Ich hoffe wiederum, dass Sie dieses Kapitel nicht als all zu langweilig empfanden, zumal ich jeweils diese Mittel nur in Kürze anriss.

Weiter gehe ich davon aus, dass wenn Sie MS betroffen sind und bereits in neurologischer Behandlung, man Ihnen gewiss zu einer pharmazeutischen Therapie riet.

Für meinen Teil kann ich Ihnen nur schlüssig darlegen, dass ich keine Pharmazeutika als solche nehme und im Ernstfall sowie so mit einer Cortison-Stoßtherapie versorgt werden würde, sofern sich ein nächster Schub bei mir zeigen würde.

Alle anderen Mittel erspare ich also meinem Körper, was nicht heißt, dass Sie zwangsläufig diesem Beispiel folgen sollten, sofern Sie anderer Meinung sind!

Im Anschluss an dieses Kapitel möchte ich thematisch weiter gehen und auf die einzelnen Konzepte in der Physiotherapie eingehen, mit denen man neurologische Indikationen behandelt. Hierzu eine kleine Auflistung mit kurzen Eckdaten und dem Hintergrundwissen, da ich mich mit all diesen Konzepten mehr oder minder bereits beschäftigte oder diese Fortbildungen bereits durchlaufen habe.

⑪Konzepte

a)NAP

Das Konzept der Neuroorthopädische Aktivitätsabhängige Plastizität (N.A.P.) beruht auf der Kombination einer möglichst fundierten Anatomieausbildung mit neurologischen (Nerven) und muskulären Bewegungsmöglichkeiten. Durch das Durchführen aktiver (im Rahmen der individuellen Möglichkeiten) Bewegungen soll eine Neuverknüpfung von Nervenzellen und Notfalls Kompensation verloren gegangener Bewegungsmuster erreicht werden, was eine Anpassung (Plastizität) des Gehirns an die aktuellen Anforderungen hervorbringt.

Die Bandbreite der Behandlungsmöglichkeiten liegt von Polyneuropathie, Schlaganfällen, Morbus Parkinson usw. eben bis hin zur MS. Alle gängigen neurologischen Indikationen sind durch die NAP behandelbar, wobei es primär erst einmal nicht ersichtlich ist, warum das Konzept der NAP einen Unterschied zu den anderen Konzepten darstellen und „neu" sein soll, was die Krankenkassen ebenfalls meinen und dieses Themengebiet nicht gesondert als Zertifikatsposition in der Physiotherapie abrechnen lassen.

Im Gegensatz zum PNF gibt es hierbei keine festen Muster (Pattern), Schlüsselpunkte (Bobath) oder Reflexpunkte (Vojta), sondern primär individuelle Bewegungsvorstellungen im Kontext zu den Einschränkungen und den nicht mehr möglichen Bewegungsabfolgen (wie beim forced use).

b)Forced use

Die ursprüngliche Therapie des forced-use-Programms war
und ist für Patienten mit Hemiparese (Halbseitenlähmung) in
einem Zeitraum einer ambulanten Rehabilitationsmaßnahme
binnen 2 Wochen vorgesehen. Ich persönlich sehe keinen
Anlass die Zielgruppe nur auf Patienten mit einer Hemiparese
zu begrenzen oder diese Therapie nur im Rahmen einer
ambulanten Reha-Maßnahme in 2 Wochen durchzuführen,
wenn alle Patienten davon profitieren können und diese auch
außerhalb in einer handelsüblichen Praxis statt finden kann!

Der Grundgedanke liegt in einer Schienung und damit
Limitierung des nicht betroffenen Armes, sodass der Patient
genötigt wird seinen betroffenen Arm zwangsläufig
einzusetzen. Ursprünglich waren 6 Stunden täglich hierbei
vorgesehen, was in einer Praxis (mit
Hausaufgabenprogramm) adaptiert werden muss, um diese
Art der Therapie gewinnbringend zu nutzen.

Zur Unterstützung zog man stets „psychologische
Shapingtechniken" heran, derer ich nicht habhaft bin, bzw.
mir nichts darunter vorstellen kann.

Da sowohl die untere Extremität, als auch die obere
Extremität mittels dieses Programms therapiert werden kann,
ist eine Anwendung bei MS nicht nur denkbar, sondern auch
zu erwähnen.

Die Quintessenz dieser Therapie ist neben der Limitierung des
nichtbetroffenen Arms, und damit Förderung des betroffenen

Arms, eine hohe Wiederholungszahl zum Einschleifen der Bewegungsmuster.

Eingesetzt werden unterstützend auch Laufbänder und die Arbeit an Treppen und diverse Alltagsgegenstände, weshalb ich gerne diese Therapie mit dem PNF kombiniere, was ein Maximum an Anstrengung und Förderung aus den Patienten „raus quetscht".

c)Bobath

In der Bobath-Methode wird besonderer Wert darauf gelegt, dass betroffene Körperbereiche wieder in den Alltag integriert werden, jedoch im Gesamtablauf der Körpermotorik und nicht, wie in anderen Methoden und Modellen, gezielt allein und eigenständig beübt.

Schlüsselpunkte des Körpers, meist nahe des Rumpfs, setzen den Fokus für stabile und damit kontrollierte Bewegungen, sodass ein althergebrachter Satz aus dem Bobath-Konzept „Rumpf ist Trumpf" lautet.

Durch die Rumpfkontrolle sollen Spastiken der Muskulatur und Schmerzen des Körpers minimiert werden, wobei es keine festen Muster, wie z.B. in Vojta oder PNF gibt, sondern ähnlich dem NAP gezielte Bewegungen, um eingeschränkte Bewegungen zu verbessern.

Auch wenn es schon Jahre her ist und die Diskussion um die Sinnhaftigkeit dieses Konzeptes nie abreist, sehe ich hingegen nur ein Wegschieben von Konkurrenz im Wunsch das Bobath-Konzept nicht mehr von den Krankenkassen in der Physiotherapie finanzieren zu lassen.

Auch hierbei sehe ich gewinnbringenden Nutzen, wenn man dieses Konzept mit den anderen in Verbindung bringt und sich jeweils die individuell vorteilhaftesten Faktoren heranzieht. Jeder Therapeut empfindet ja diverse Techniken oder Konzepte komplett unterschiedlich liegend oder umsetzbar, sodass ein Pool, aus welchem sich einfach bedient werden kann, immer das A und O einer erfolgreichen Therapie sein wird!

d) Vojta

Das Vojta-Prinzip basiert auf den motorischen Mustern eines Säuglings, welche im Laufe des Lebens überlagert und durch Willkürmotorik ersetzt werden. Diese Arten der Fortbewegung und Stellungswechsel stellten für den Säugling eine Idealbewegung dar und können wieder abgerufen werden, wenn fehlerhafte Bewegungen oder gar keine Bewegungsmöglichkeiten mehr bestehen, sodass der Körper diese Grundelemente erst einmal nutzt und darauf wieder Lernbewegungen aufsetzt.

Aus verschiedenen Ausgangsstellungen, die meist einer
Fortbewegung vorgeschaltet sind oder diese begünstigen,
werden Reizpunkte und Reizzonen von Muskulatur und
Nerven gedrückt, bis es zu einer reflexartigen Bewegung
kommt.

Diese unwillkürlichen Bewegungsmöglichkeiten können vom
jeweiligen Patienten nicht beeinflusst oder unterdrückt
werden, so Vojta, dass ein aktives Beüben der Bewegungen
nicht möglich ist, sondern durch reine Wiederholung des
Therapeuten einen Übungseffekt ausgeübt wird.

Dies ist auch der wesentliche Unterschied zu den
Therapieformen wie PNF oder Bobath, die mittels aktiven
Bewegungen ein Vorankommen erreichen möchten.

Ein diagnostisches Einschätzungskriterium wo, und welches
Muster nutzend, sich der Patient befindet, wird anhand der
Rumpfaufrichtung gegen die Schwerkraft beurteilt, sodass
öfter von Phasen gesprochen wird, ausgehend von der
Rückenlage als niedrigste Ausgangsstellung, in der ein
Säugling meist beginnt.

e)PNF

Das propriozeptive neuromuskuläre fascilitations-Konzept nach einer amerikanischen Armeeoffizierin und einem dazu arbeitenden Arzt hat als wesentliche Komponente, dass es Bewegungsmuster (sog. Pattern) anbahnen, stabilisieren, wiederherstellen und verbessern möchte. Bewegungen der Arme, Beine, der Augen, des Kopfes, der Zunge, der Schultern, der Hüften und des Rumpfes werden in dreidimensionalen Mustern immer wieder geübt. Von leicht und unterstützt bis progressiv und mit Widerständen beübt der Patient immer wieder Bewegungsmuster in Anlehnung an den alltäglichen Bewegungsgebrauch vom Herumrollen, Aufstehen, Arm in die Jacke hinein schlüpfen bis hin zu Aufrichtungs- und Fortbewegungsmustern.

Neben den mannigfaltigen Pattern stehen diverse Techniken in jedem dieser Pattern zur Verfügung, sodass das PNF Programm eines der kompliziertesten der neurologischen Physiotherapie darstellt.

Taktile (Tasten), visuelle (Augen) und auditive (Hören) Reize spielen, neben dem korrekten Timing und der Bewegungskopplung (Bewegungsverbindung mehrerer Gelenke und Extremitäten zueinander), eine wesentliche Rolle in der Ausführungsqualität, sodass auch der Therapeut viele Regeln seiner Therapieanwendung hierbei zu beachten hat.

Oftmals wurde mir von den Patienten berichtet, dass man eine größere Frustrationsquelle für PNF besitzen müsse, da man am Anfang oftmals die Worte „Nein" und „Zurück" hören würde, bis ein guter und korrekter Ablauf zustande käme.

f) Brunkow

Die sog. Stemmführung nach Brunkow ist eine Technik, bei der man die Hände oder Füße in eine Vorspannungsposition bringt und sich mit den Armen und/oder Beinen in einen Gegenstand oder den Boden „stemmt". Es gilt dabei so viel Kraft viel möglich von den Extremitäten in den Rumpf zu übertragen, um dort Spannung aufzubauen und zu verbreiten. Denn nur mit genügend Spannung im Rumpf ist es überhaupt möglich etwas weg zu schieben oder sich gegen die Schwerkraft vom Boden zu heben und gegen diese zu behaupten.

Dabei ist es gängig das Stemmen gegen die Unterlage (meist Boden, Stuhl oder ähnliches), Wände oder den eigenen Körper zu nutzen. Als Hauptanliegen liegt hierbei die Verbesserung der Haltung und der zentralen Kraft (Rumpfkraft) und als Nebenprodukt eine Anbahnung von Koordination und Bewegungsmustern zugrunde.

Ergänzt wird diese simple Technik durch den Therapeuten/die Therapeutin, indem zusätzlicher Stauchungsdruck achsengerecht in die Gelenke gesetzt werden kann, um gesteigertes Potential abzurufen. Wichtig hierbei ist und bleibt das achsengerechte Handeln, um eine Luxation (Auskugellung) eines Gelenkes zu verhindern!

Warum?

Sofern eine neurogene Schädigung vorliegt, reagieren die haltgebenden Muskeln eines Gelenkes zumal mit spastisch einschießendem Tonus (Muskelspannung), was Schmerzen verursachen würde, was durch axialen Druck gehemmt wird und die gegensätzliche Ausganglage: ein generell zu schwacher Haltetonus der Muskulatur (Lähmung, egal ob partiell oder gesamt), was bereits eine begünstigte Subluxation (Vorauskugellung) verursacht.

Sofern therapeutisch Bewegung zugelassen wird, wird z.T. eine Reflexbewegung diskutiert, welche nah der Vojta-Technik statt fände.

g)Affolter

Das Affolter-Modell, eines welches auf taktile (Tastreize) und kinästhetische (Bewegungsreize) Wahrnehmung als primäre Voraussetzung für motorisches Lernen und Neulernen setzt, vertritt oftmals das Kredo, dass der Weg das Ziel als solches in der Therapie sei. Dies meint, dass es nicht um das mehrmalige Üben eines bestimmten Bewegungsablaufes festgeschrieben ist, sondern dem Patienten Tast- und Spürreize anbietet, um alltagsnahe Bewegungsaufgaben zu vollführen:

„Schälen Sie bitte einen Apfel." – ja, auch mit einer Lähmung. „Wir wollen gemeinsam Apfelsaft herstellen." – und man legt dem Patienten nur eine Presse und einen Apfel bereit, während er einen Weg finden muss. Aber auch Aufgaben ohne konkrete Kommunikation sind hierbei denkbar:

Der Therapeut/die Therapeutin legt Stift und Papier bereit, führt den gelähmten Arm mit dem Schreibgerät zum Blatt und wartet auf eine adäquate Reizantwort.

Herunter gebrochen setzt diese Art des Behandelns auf Problemlösungsstrategien, immer unter der Voraussetzung der aktuellen Möglichkeiten des Betroffenen:

Hast du keinen Weg, finde einen Weg!

Die wesentlichen Komponenten sind hierbei:

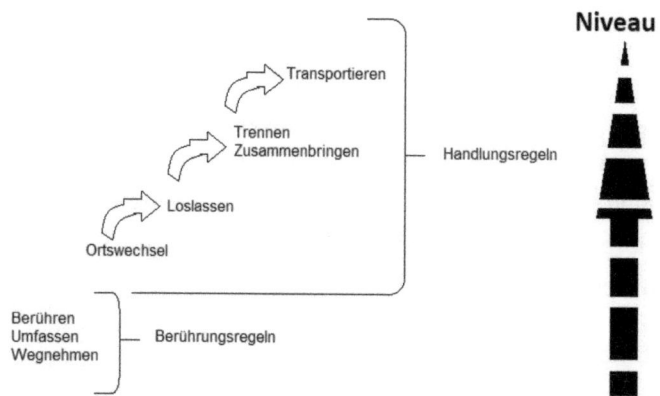

Sodass dieses Modell davon ausgeht, dass motorisches lernen nur dann geschehen kann, wenn man einen Bezug zur Umwelt hat, was wiederum nur durch spüren ginge.

Wenn es dem Betroffenen/Patienten nicht eigenständig möglich ist Bewegungsaufgaben zu „lösen", kann der Therapeut/ die Therapeutin ebenso führen, was laut diesem Konzept keinen nennenswerten Unterschied im EEG zum Selbstausführen geben soll, was ich mir wiederum nicht vorstellen kann! Ist doch zumal beim eigenständigen Umsetzen einer Bewegung nicht nur das Spüren, also der sensible Teil des Gehirns aktiv, sondern **ALLE** Anteile, die Bewegungen planen, umsetzen und kontrollieren aktiv.

⑫ *Sonstiges*

In dieser Rubrik möchte ich einfach nochmals ein paar Dinge mit einstreuen, die sich rund um das Thema „MS" in meinem Kopf angesammelt haben und welche ich am liebsten einmal diskutieren wollen würde, jedoch meist niemanden finde, der sich dieser Diskussion anschließen wollen würde.

Zuerst möchte ich auf die Frage eingehen, die ich vor langer Zeit selber in meinem Kopf hatte und irgendwann einmal wieder damit konfrontiert wurde:

„Kennen Sie diese Gesellschaft, die sich mit der MS beschäftigt?" – Äh, nein. Kennen ist in diesem Falle übertrieben und eigentlich hört man als Betroffener nicht wirklich etwas von einer Gesellschaft, die das Thema der MS thematisiert.

Hier also das erste Informative:

DGMS

Die deutsche Gesellschaft für Multipler Sklerose, oder eben kurz DGMS, ist eine Anlaufstelle, die ich hier kurz erwähnen möchte.

Holt man sich die Informationen direkt von deren Homepage im Internet, ist man kurz gesagt nicht ein Prozent schlauer, als man es wahrscheinlich vorher war. Durch zahlreiches Rumklicken, erreichte ich in der aktuellen Version der Seite nur, dass ich im Bilde war, dass es verschiedene Gruppen gibt, die sich zu verschiedenen Themen bequemen, aber wirklich hilfreich war diese Seite bis jetzt noch nicht.

Ich hätte mir auf einen Blick erhofft, dass Neubetroffene aufgefangen werden und mit ihren Fragen auch schnelle Antworten erhielten. Vielleicht tun diese das ja auch, aber es scheint mir, dass man erst einmal sich einer Gruppe zuordnen muss, um dann in einen persönlichen Schriftverkehr übergehen zu können. Das war zumindest also nicht die Erfüllung meiner Erwartung, auch wenn ich bereits lang im Thema bin und dieses auch von der Seite der Medizin und des Therapeuten aus bedienen kann.

Ein wenig Werbung möchte ich also viel mehr für eine kostenlose Zeitschrift machen, die sich ebenso über Spenden freuen würde:

„*MS Persönlich*".

Dieses angenehme Heft, welches im regelmäßigen Abstand sogar ins Haus geliefert wird, bedient oftmals auch den psychologischen Aspekt der MS-Betroffenen und deren Fragen.

Auch hier wird gerne auf die Pharmakologie hingewiesen und für diese unterschwellig geworben, was dieses Blatt jedoch damit nicht disqualifiziert oder schlechter macht. Einmal machte ich mich bereits schon auf und kommentierte eine Ausgabe mit Lob und natürlich auch Kritik. Ein langfristiger

Dialog wäre natürlich immer wünschenswert, jedoch kein Muss.

Ein Thema, mit welchem ich mich persönlich sehr schwer tue, ist und bleibt die einfache Frage, ob mein Arbeitgeber von dieser Erkrankung erfahren sollte oder besser nicht.

Nun hierzu noch einmal eine kurze Geschichte:

Mein erster Schub ereilte mich vor einem meiner Arbeitstage, führte zu einem abrupten Ende dessen in der Mittagspause und handelte mir einen einwöchigen Krankenhausaufenthalt, nebst Kündigung des Arbeitsverhältnisses bei der Wiederkehr, ein.

Die Undankbarkeit dieser Person lud ich allen weiteren Arbeitgebern und mir selber auf, sodass ich meine MS-Betroffenheit verheimlichte und keinen rechtlichen Nutzen daraus schlug.

Allein jedoch die Tatsache, dass die MS nun fortan Begleiter von mir war und mich diverse Patienten von mir (zur Erinnerung: ich bin in einem Medizinanschlussberuf als Therapeut tätig) einfach nur mit ihrer Lethargie und Faulheit anstachelten, musste ich dem einen oder anderen dieser Leute ins Gesicht sagen, dass ich gerne tauschen hätte wollen würden, was meist dazu führte, dass diese nicht wieder die Praxis betraten und sich wahrscheinlich woanders seelische Streicheleinheiten holten.

Um also relativieren und den einen oder anderen willigen Patienten ebenfalls motivieren zu können, dass es sich trotzdem lohnen würde dagegen zu agieren, suchte ich das Gespräch mit meinem Arbeitgeber. Dieser reagierte anders als erwartet und tolerierte dies sagenhaft gut. Auch weiterhin bin ich kein Nutznießer gesetzlicher Vorteilsregelungen, was wahrscheinlich jedoch nur meiner physischen und mentalen Verfassung zuzuschreiben ist und hoffentlich noch viele Jahre weiterhin so funktioniert.

Gehe ich offen mit meiner MS gegenüber meinem Arbeitgeber um? – Mittlerweile ja!

Sollten Sie damit offen umgehen? – Nun ja, würden Sie sich damit wohler fühlen es zu verheimlichen, es zu offenbaren oder benötigen Sie bereits rechtliche Gleichstellung?

Für den Fall, dass Sie bereits Gleichstellungsmöglichkeiten benötigen, versuche ich im weiteren Verlauf dieses Buches Ihnen Hintergrundinformationen zukommen zu lassen, mit deren Hintergrund ich selber eher wenig behaftet bin und versuche kein gefährliches Halbwissen an den Tag legen zu müssen!

Haben Menschen ohne MS grundlegend in der Regel Verständnis? Nicht jeder Mensch in diesem Land weiß um diese Abkürzung und manchmal sogar noch weniger Menschen wissen, was sich wirklich hinter dieser Abkürzung verbirgt. Es mag an der schlechten Aufklärung seitens der Ärzte, der DGMS oder anderen Medien liegen oder einfach, dass viele Menschen niemanden kennen, der sich damit durchs Leben schlägt.

Allein durch meinen Beruf treffe ich immer wieder auf neue Menschen, die eine Diagnose der Neurologie erhalten, die damit einen komplett neuen Lebensabschnitt eröffnen müssen. Treffe ich auf MS-Betroffene, so gebe ich mich als Selbstbetroffener bereitwillig zu erkennen! Fordern Sie also kein Verständnis, wenn Sie selbst kein Verständnis haben. Fordern Sie kein Verständnis, wenn Sie niemanden mit MS wirklich kennen. Aber zeigen Sie bereitwillig Interesse etwas darüber zu erfahren und jemanden zu treffen, der Ihnen genau davon berichten kann.

Alsbald ich aufgesucht werde, treffe ich auf unterschiedlichste Art und Weise mit der Neudiagnose umzugehen und es resultiert doch immer wieder in einer simplen, wenn auch runter reduzierten Fragestellung:

Vorsichtig, Übervorsichtig oder gar nicht vorsichtig?

Eigentlich sind Sie, sofern Sie betroffen von der MS sind, immer noch der gleiche Mensch. Warum sollten Sie also übervorsichtig sein? Man neigt sehr rasch dazu in ein Loch zu fallen und man fällt immer tiefer, je mehr man sich in Watte packt. Klar sind die Ufer nun schwieriger zu erreichen, aber das Schwimmen haben Sie dennoch nicht verlernt. Eine Übervorsicht führt zu Vermeidungsverhalten und Vermeidungsverhalten zum Verlernen. Fallen können Sie täglich und das zu jeder Zeit an jedem Ort. Ein eingeschränkter Gleichgewichtssinn oder mangelnde Rückmeldung der Beine führen zu Unsicherheit, aber von A nach B müssen Sie dennoch irgendwie gelangen – und das im Idealfall nicht in einem Rollstuhl! Helfer mag es solange viele geben, wie Sie nett zu diesen sind, genug Finanzen haben oder es einfach genug Pfadfinder gibt, aber was machen Sie, wenn gerade niemand von diesen anwesend ist und sie eine Notdurft haben? Lassen Sie sich so wenig wie möglich im Leben abnehmen! Sagen Sie danke, wenn man es tut, aber versuchen Sie es vorab zumindest allein.

Neigen Sie zur Vorsicht?

Es spricht überhaupt nichts dagegen im Leben ein wenig Vorsicht walten zu lassen. Blindlinks in Gefahren hinein zu rennen, verdirbt meist nicht nur den Charakter, sondern meist auch die Gesundheit. Bei der MS sieht es ähnlich aus. Wenn Sie also z.B. festgestellt haben, dass gewisse Anforderungen an Sie zu hoch sind und für einen Raubbau sprechen, wird Ihre Leistungsfähigkeit abnehmen oder wohlmöglich einen neuen Schub begünstigen. Lassen Sie das, wenn es vermeidbar ist oder geben Sie sich mit einem gewissen Prozentsatz dessen zufrieden! Ebenso verhält es sich mit Personen, die Sie schröpfen oder die Ihnen nicht gut tun. Wechseln Sie den Arbeitgeber, wenn Sie die Arbeit nicht mehr leisten können oder finden Sie eine Lösung, die sowohl Ihnen, als auch dem Arbeitgeber dient. Klar, sind das alles immer einfach gestellte Thesen, aber ich spreche da aus Erfahrung und habe Jahre dafür gebraucht Stück für Stück zu einem Ort zu gelangen, an dem ich einfach wirken und sein kann, ohne die Axt im Wald vorab ausgepackt zu haben.

Ich persönlich gehöre eher zu der Gattung der MS-Betroffenen mit einer geringen Vorsicht, jedoch nicht gänzlich ohne diese.

Ich behaupte meine Grenzen zu kennen und diese gerne weiter auszuloten, habe jedoch das Glück schon seit Jahren mir keinen Schub mehr eingehandelt zu haben. Es ist ja nicht zwingend verbindlich, dass gewisse Leistungen und Stress automatisch einen Schub auslösen. Die Wissenschaft bestätigte, dass Stress nicht automatisch Schübe begünstigt.

Konkreter Weise weiß man überhaupt noch nicht, was genau einen Schub auslöst!

Falls Sie also zu den Betroffenen der MS gehören, die gar keine Vorsicht walten lassen, möchte ich Sie dezent warnen. Irgendwann ist das Glück selbst des Tüchtigsten verbraucht! Was sich im Anschluss dessen ereignet, steht rein philosophisch in den Sternen. Am Ende jedoch sind wir alle gleich. Egal, ob bis dahin gesund, ungesund, betroffen, nicht betroffen oder kränklich – die letzte Rechnung zahlen wir alle mit dem Leben. Bis dahin wünsche ich uns allen die bestmögliche Gesundheit!

Eine weitere Frage, die mir immer wieder gestellt wird, ist die nach dem Faktor Stress. Ist dieser gut oder schlecht zum Thema der MS?

Um die Frage danach erst einmal beleuchten zu können, müssen wir gemeinsam ergründen, was „Stress" denn überhaupt ist, nachdem wir ja bereits erkundet hatten, dass es Hormone gibt, die uns dieses Gefühl übermitteln.

Definitionen zum Thema Stress gibt es viele und meist sind diese sich in wenigen Punkten einig:

-der Körper reagiert auf eine Anforderung, die über dem Normalmaß liegt, um diese zu bewältigen

-Einfluss auf den Blutdruck, Herzschlag und unsere Psyche sind Teil dieser Bearbeitung

-dies geschieht über verschiedene Regelkreisläufe, in die Hormone involviert sind

-durch den empfundenen Stress gewinnen wir an Erfahrung und profitieren im Idealfall von den Folgen

-Am Ende dieser Reaktion sollte das Ausgangsmaß erreicht werden, um sich weiteren Anforderungen wieder entgegenstellen zu können

Lassen Sie uns gemeinsam dazu eine Sache direkt aus der Welt räumen: Es gibt keinen positiven Stress oder negativen Stress! Der Körper reagiert immer in den gleichen Mustern auf diese äußeren und inneren Anforderungen. Nur in der

Intensität der Reaktion unterscheidet sich das Ausmaß der Regenerationsphase danach. Ergo gibt es keinen Dysstress oder Eustress (schlechten oder guten Stress)! Beides also einfacher Blödsinn – Stress ist Stress.

Was auf jeden Fall einleuchtend ist, ist die Tatsache der unterschiedlichen Wahrnehmung von Stress und deren auslösende Ereignisse und Dinge – sog. Stressoren.

Was für den einen möglicherweise Stress pur ist, kann von einem anderen Menschen restlos verniedlicht werden oder überhaupt nicht wahrgenommen.

Hierzu ein kurzes Beispiel:

Frau Müller, Mutter von drei Kindern und alleinerziehend, gerät morgendlich in „Stress", da sie die Vorbereitungen für drei Kinder zu treffen hat – Pausenbrote, Ordnung und Heraussuchen der Kleidung, Berücksichtigung einer Schulveranstaltung und das Wissen einer Umleitung des Schulbusses, sodass die heimische Haltestelle heute nicht angefahren wird und die Kinder eine Haltestelle weiter laufen müssen. Daneben muss sie selber in 30 Minuten im Büro sein, sich dazu noch ankleiden, ebenso ihr Mittagessen einplanen und stellt mit Erschrecken fest, dass sie gestern Abend vergaß zu tanken, sodass sie ohne tanken nicht zur Arbeit kommt!

Eigentlich schon Stress genug oder eben Alltagsroutine für Frau Müller, die sich keinen Stress macht, da sie weiß, dass alles wie immer geschieht und es funktionieren wird!

Jetzt jedoch ist das Badezimmer blockiert, ein Kind weint, weil es sich das Knie gestoßen hat und die Uhr geht bereits 10 Minuten nach, was erst jetzt ersichtlich wird.

Na, Stress?

Sie sehen also, dass es genügend Faktoren gibt, die den Körper dazu veranlassen könnten Stresshormone auszuschütten und den Körper damit in den Arbeitsmodus zwingen.

Stress heißt also kurz und knapp: **ALARM**!

Löst Stress also einen Schub aus?

Die Wissenschaft hat bis heute noch keinen klaren Beweis dafür gefunden, dass ein Schub in direktem Verhältnis mit Stress steht. Jedoch gibt es hierbei auch immer wieder Ausnahmen von einer Regel. Sicherlich mag es den einen oder anderen Betroffenen (gerne auch geschlechtsneutral zu sehen bitte), der/die durch häufigen Stress schneller ermüdet, verstärktes Fatigue erleidet oder einfach schneller an den eigenen Grenzen angelangt sei, was jedoch kein konkreter Schub wäre.

Kommen wir also zurück zur Ausgangsstellung ob Stress gut oder schlecht in diesem Falle wäre.

Nun, wenn Stress eine Reaktion an gewisse Anforderungen des Lebens an uns darstellt, so erachte ich Stress als „gut" oder zumindest zwingend erforderlich, um diese Herausforderungen zu meistern, daran zu wachsen und im Leben weiter zu kommen, Erfahrungen daraus zu sammeln und gewappnet für neue Anforderungen zu sein.

Ohne Anforderungen und deren Bewältigung, würden wir uns menschlich gesehen weder fortbewegen, noch weiter entwickeln.

Finden Sie sich in dieser allgemeinen Antwort wider?

⑬Die Suche nach einem Neurologen

Erst letztens hatte ich mit einer Patientin wieder einmal ein aufschlussreiches Gespräch. Aus diesem ging hervor, dass ich mit mittlerweile zwei verschlissenen Neurologen noch gut dabei sei. Moment mal! Zwei „verschlissenen" Neurologen? Und gut dabei?

Anscheinend hat man als MS-Betroffener im Laufe seines länger werdenden Lebens wohl mehrere Neurologen, weil man mit einem wohl nicht mehr zu recht käme, mit dessen Therapien nicht den gewünschten Erfolg oder aus anderen Gründen einfach einen neuen Neurologen/neue Neurologin wählen möchte.

In aktuell 11 Jahren, seit der Diagnosestellung, verschliss ich also „nur" zwei davon. Aber ich beginne lieber nach dem ersten Schub, um in dieses Kapitel Klarheit zu bringen und meine Sicht der Dinge schildern zu können:

Nach meinem Aufenthalt im Krankenhaus (zur Erinnerung: der erste Schub katapultierte mich direkt von der Arbeit ins Krankenhaus nebst stationärer Aufnahme) galt es natürlich langfristig in die Obhut der neurologischen Fachärzteschaft über zu gehen. Ich entschied mich für eine Neurologin, die ortsnah des Krankenhauses war, damit leider weiter von meinem Zuhause entfernt, und gleichzeitig ebenso vertraut mit dem Thema Psychologie. Diese Entscheidung beruhte zusätzlich auf dem Fakt, dass eine MRT-Möglichkeit ebenso fußläufig von dieser Ärztin zu finden war und somit eigentlich ein zentraler Austausch gedacht. Was dem Ganzen widersprach, war der Fakt, dass ich bis dato, und immer noch nicht, ohne PKW war und bin. Die anfänglich enge Terminstaffellung war ein logistischer Aufwand für mich und damit Stress. MRT, evozierte Potentiale, Neurologietermine und und und machten mir rasch deutlich, dass man mich eindeutig versuchte in die Schublade „Patient" und damit „krank" zu stecken. Nachdem ich meine Arbeitsstelle verlor und eine neue Arbeitsstelle fand, war an diese Schublade und die Einschränkungen überhaupt nicht zu denken. Sprich, es war ein reiner Gewaltakt allem gerecht zu werden, ohne eine Schwerbeschädigung auszurufen – Stress. Als dann die ersten Medikamente mich mit den Nebenwirkungen peinigten und trotzdem Schub um Schub über mich kam, begann ich sowohl an der Therapie, als auch an dieser Schublade zu zweifeln. Ich entschied mich für das Absetzen und Verweigern **ALLER** Pharmazeutika, was offenkundig auf den Missmut der Neurologin traf. Die Termine legte ich ebenso weniger frequentiert und strukturierte mich auf den Ebenen Ernährung, Sport und Sozialem neu, mit dem Ergebnis, dass ich immer mehr Gegenwind von Seiten der Ärztin erhielt. Eigentlich sollte diese ja mein Wohlergehen und nur mein Bestes im Blick haben, lud mich jedoch mit ihrer Attitüde mehr und mehr aus, was dazu führte, dass ich einen Wechsel zu einem Arztkollegen vollführte, der zumindest besser für mich erreichbar war.

Was blieb, war auch in diesem Falle der Vorwurf keine
Medikamente nehmen zu wollen, damit die Therapie nicht
ernst zu nehmen und ein MRT nach dem anderen
durchzuführen. Aber zu diesem Thema möchte ich später
näher eingehen.

Dieser Arzt bewunderte meine Starrsinnigkeit nicht halb so
viel, wie meine Symptomlage. Immer wieder hinterfragte
dieser, ob ich wirklich Vernarbungen im Gliagewebe hätte
und damit ein Betroffener, oder besser Patient, mit einer MS
wäre. Irgendwie schien dieser zwar die Bandbreite dieser
Krankheit zu kennen, war aber mehr davon überzeugt, dass
es mir schlechter hätte gehen müssen. Die Termine, die ich
bei ihm wahrnahm, waren stets gespickt mit Tests und dem
Wunsch ein weiteres MRT durchzuführen. Ob ich nicht
endlich mit einer neuen Medikamententherapie beginnen
wolle und ob es mir damit nicht noch weitaus besser ergehen
würde, stand stets im Raum. Auch weiterhin lehnte ich diese
ab, woraufhin stets die Antwort lautete, dass ich es ja selber
in meiner Hand hätte und er dies respektieren würde, nur um
beim nächsten Termin erneut damit anzufangen. Paradox,
jedoch Wirklichkeit. Es regte mich nicht sonderlich auf oder
verstärkte den Wunsch einen weiteren Arztwechsel
durchzuführen. Was letzten Endes zu einem gänzlichen
Aussetzen der Arztgänge führte, war die Tatsache von
Schubabstinenz Trotzt Pharmazeutikafreiheit und die immer
wieder geforderten MRT.

Mich störte und stört nicht etwa die Enge dieses Geräts, die Lautstärke oder das ruhige Verweilen 20 Minuten lang, sondern die Bürokratie hinter dem ganzen Prozedere. Für einen MRT-Termin benötigt man eine Überweisung, die jedoch nur ein bestimmtes Zeitfenster hat und vom Neurologen ausgestellt wird. Hierfür benötigt man also einen Neurologentermin. Dieses Zeitfenster reicht in Regel aktuell nicht aus, um einen MRT-Termin zu ergattern, der mit einer Vollzeitstelle vereinbar ist, sprich erneut zum Neurologen und dort einen weiteren Termin einplanen oder zumindest die Öffnungszeiten abpassen, was wiederum mit den Arbeitszeiten eines Therapeuten kollidiert.

Hat man erfolgreich ein MRT zustande gebracht, erfolgt keine direkte Auswertung durch den betreuenden Radiologen im Anschluss dessen, sondern eine CD mit zahlreichen Schichtbildern zum Mitnehmen und einen schriftlichen Bericht an den behandelnden Neurologen, den man jedoch selber nicht erhält. Es folgt also für die Auswertung des MRT ein weiterer Neurologentermin... und so weiter und so weiter.

Haben Sie diese Zeit? Dann haben Sie einen kompromissbereiten Job, und damit meine ich nicht etwa Arbeitgeber als solchen, Selbstständig oder Sie sind bereits in dieser Schublade des Patienten (mit allen Folgeerscheinungen drin).

Als MS-Betroffener mit einer Vollzeitstelle im Anschlussheilberuf ist dieses Prozedere einfach nicht durchführbar! Natürlich ist es wichtig einen Verlauf zu kontrollieren und ggf. Änderungen und Therapie vorzunehmen, aber irgendwie scheint dies nur zu gelingen, wenn man einen andersgearteten Job als meinen hat oder eben eine Schwerbeschädigung offenlegt und damit in die Schublade des Patienten vordringt.

Hier wäre also ein wunderbarer Hebel und damit ein Verbesserungsvorschlag für die Politik! Wenn man sich doch schon einen Facharzt mittlerweile in NRW suchen kann, ohne vorab eine Überweisung des Hausarztes zu benötigen (früher ja anders und noch komplizierter), warum funktioniert dann kein MRT-Termin **ohne** eine Überweisung?

⑭ *Behinderung*

Gemeinsam stoßen wir nun in ein Kapitel vor, womit ich mich persönlich sehr schwer tue. Wie ich bereits vorab ein wenig erläuterte, möchte ich nicht in diese Schublade hinein und habe das große Glück bis jetzt, Dank meiner relativen Symptomarmut, noch nicht darüber nachdenken zu müssen, was rechtlich im Falle einer Behinderung, und dem damit verbundenen Grad der Behinderung (GdB), alles auf mich zukäme.

Da die meisten Menschen ohne MS assoziieren, dass die Diagnose „MS" gleichbedeutend mit der Erscheinungsform des Rollstuhls sei, bin ich immer wieder sehr angetan das Gesicht dieser Menschen zu sehen, wenn sie auf MS-Betroffene treffen, die eben nicht im Rollstuhl sitzen.

Sofern nun also ein oder mehrere Schübe, das eigene „Hängenlassen" mit oder ohne depressive Verstimmung oder eine zusätzliche Krankheit, dazu geführt haben, dass dieser Rollstuhl vonnöten sei, ist die Beantragung des GdB sinnvoll. Für Betroffene mit noch ausreichender Gehfähigkeit mag es ebenso sinnhaft sein, jedoch lassen Sie uns vorab erst einmal eine Begrifflichkeit erarbeiten:

Was bedeutet eigentlich „Behinderung"?

Natürlich versteht jeder Mensch etwas Ähnliches darunter, wenn er z.b. einen Kriegsverletzten sieht, dem ein Arm amputiert wurde. Jeder würde sofort zustimmen, dass diese Person einer Behinderung unterliegt.

Aber was bedeutet eigentlich „Behinderung" im juristischen Sprachgebrauch und was ist damit verbunden?

Im § 2 Absatz 1 SGB IX heißt es grob, dass ein Mensch als behindert gilt, wenn geistige oder körperliche Fähigkeiten beeinträchtigt seien, die seelische Gesundheit vom altersentsprechendem Zustand abweiche und dies länger als 6 Monate anhielte und damit die Teilhabe in der Gemeinschaft eingeschränkt und/oder beeinträchtigt wäre.

Die WHO hebt hierbei ganz besonders die Teilhabe an der Gemeinschaft und des gemeinsamen Lebens hervor, weshalb für die Weltgesundheitsorganisation eindeutig auch geringere Maßstäbe der Behinderung heranzuziehen sind, als juristisch.

Auch Sinnesbeeinträchtigungen stellen in manchen Definitionen bereits einen Grad der Behinderung dar, wenn der Aspekt erfüllt wird, dass damit eine Einschränkung des allgemeinen Lebens und des Umgangs in der Gemeinschaft leide.

Jetzt steht hierzu ebenfalls noch eine Definition im Raume, die zwar das Gleiche aussagt, jedoch wohl nicht recht ebenso das Selbe meint:

So soll eine Schwerbehinderung bei Menschen bestehen, die im alterstypischen Zustand verglichen, mindestens 6 Monate in Folge eine körperliche, geistige oder seelische Einschränkung aufweise, die sie in den körperlichen Funktionen zu mindestens 50 % eines Grades der Behinderung einschränke.

Hier wird also das erste mal richtig klar, dass es für die Einschränkungen also einen Grad, nämlich den GdB, und damit eine Messlatte, gibt!

Mit genau dieser Messlatte wollen wir uns also nun nach der Definition, und ich hoffe Sie sind damit ein wenig schlauer geworden, beschäftigen.

Um einen Grad der Behinderung festzustellen, muss der/die Betroffene beim zuständigen Versorgungsamt einen Antrag auf einen Schwerbehindertenausweis stellen. Nach erfolgreicher Prüfung der Aktenlage wird der/die Betroffene zu einer amtsärztlichen Begutachtung eingeladen, aus der dann der jeweilige Grad der Behinderung hervor geht.

Oftmals hörte ich von Patienten, dass ein gewisses Maß an Wohlwollen vonnöten sei, um überhaupt „Prozente" hierfür zu erhalten. Prozente? Ja! Jedes Krankheitsbild, sofern es chronisch vorläge, wird nach einer Art Punktesystem bewertet, wobei der Maßstab der individuellen Beeinträchtigung wohl eher der Tagesform des Arztes oder der Ärztin zuzuschreiben wäre.

Oftmals muss nach einer Ablehnung gegen den Bescheid Widerspruch eingelegt und ein Rechtsstreit angestrebt und geführt werden.

Nach einigen Recherchen fand ich zumindest hierfür geltende Normbereiche, die ich Ihnen gerne zur Verfügung stelle!

Diese folgen dem Jahrgang 2021, sodass sich Änderungen in der Gewichtung ergeben könnten, je nachdem, wann Sie diese Zeilen hier lesen. Auch ist eine allgemeine Addierung der einzelnen Faktoren zu einem Ganzen nicht immer umsetzbar, da die allgemeine Bewertung dem Amtsarzt obliegt, sodass Sie gleichbedeutend nicht einfach davon ausgehen können, dass Sie bei 3 Krankheiten automatisch auf 100% kommen.

Ferner kommen zum GdB gerne noch Buchstaben, wie B für Begleitung oder G für Gehbehinderung, dazu, die neben dem eigentlichen Grad eine eigenständige Rolle spielen können.

Arterielle Verschlusskrankheiten	50-100
Artikulationsstörung (mit Unverständlichkeit der Sprache)	50
Ausfall der Gesichtsfeldhälften	60
Bronchialasthma	50-70
Diabetes Mellitus	50
Einschränkung der Lungenfunktion nach einer Lungentransplantation	90-100
Epileptische Anfälle (mittleres Auftreten)	60-80
Erhebliche Gleichgewichtsstörungen (mit Schwindel, Unterstützung durch Gehhilfen)	50-80
Erkrankung der Atmungsorgane (mit langfristiger Beeinträchtigung der Lungenfunktion)	50-100
Fehlen/Ausfall einer Niere (mit Beeinträchtigung der zweiten Niere)	60-80

Gänzlicher Verlust der Nase	50
Hämophilie (stark ausgeprägte Blutungen)	50-80
Hautkrankheiten welche generalisiert die Haut- und Schleimhaut befallen	50-100
Herz-Erkrankungen	50-100
Hirnschäden (Leistungsbeeinträchtigung/schwere psychische Störungen)	50-100
Hodgin-Krankheit (mindestens sechs Monate andauernde Therapie)	60-100
Krampfadern (mit Funktionseinschränkung des betroffenen Körperteils)	50-70
Leukämie	100
Lippen-Kiefer-Gaumenspalte (mit Beeinträchtigung der Nasenatmung und des Hörens)	100

Lungentuberkulose	100
Massive Entstellung des Gesichts	50
Mukoviszidose	80-100
Neurosen mit erheblichen Störungen	50-70
Parkinson-Syndrom (mit schweren Gleichgewichtsstörungen, Beeinträchtigung der Bewegungsabläufe)	50-70
Psychische Störungen durch psychotrope Substanzen	50-70
Schizophrenie	50-70
Schlaf-Apnoe-Syndrom	50
Schwere Gesichtsneuralgien	50-60
Schwere Migräne	50-60

Tinitus (mit schweren psychischen Störungen und sozialen Einschränkungen)	50
Verlust beider Beine (Unterschenkel)	80
Verlust der Gebärmutter/Sterilität (ab Stadium T2b)	60-80
Verlust des Penis	50
Versteifung der Hüftgelenke	80-100
Versteifung der Kniegelenke	80
Zwergfellbrüche	50-100

>>MS<<

50-100

Nachdem ein gewisser Informationsaustausch zu diesem Thema statt gefunden hat, bleiben noch ein paar Fragen, die es sich ebenfalls lohnt zu beleuchten.

Eine davon ist zum Beispiel die nach dem Vorteil einer anerkannten „Schwerbehinderung":

Die Anerkennung einer Schwerbehinderung ist eigentlich eine Art Angleich an die Teilhabe der Gesellschaft, sprich also eine Erleichterung des täglichen Lebens. Rundfunkgebühren können hierbei ermäßigt oder gänzlich ausgesetzt werden. Das Reisen/die Mobilität im öffentlichen Raum mittels Nahverkehr kann unterstützt oder erstattet werden. Umbauten am eigenen PKW können finanziert oder unterstützt werden, sowie Vergünstigungen bei Eintritten in Theater, Kinos, Veranstaltungen usw. Am Wohnort kann ebenso ein Behindertenparkplatz eingerichtet werden, sofern die Nutzung eines eigenen PKW noch oder wieder möglich ist. Wohnumbauten und Lifter können, neben Fahrstühlen, ebenso beantragt werden, wie Rampen oder Haushaltshilfen.

Eine andere Frage ist die des Nachteilausgleichs. Über diesen Begriff bin ich im Zuge meiner Recherchen gestolpert und konnte mir erst einmal nicht viel unter diesem typischen Beamtendeutsch vorstellen.

Ich ging fälschlicherweise immer von erwachsenen Betroffenen aus, sodass ich Betroffene, die noch Schüler, Studenten oder Berufsschüler sind, eigentlich gar nicht so recht beachtet hatte. Hier setzt der „**Nachteilsausgleich**" an.

Wie der Antrag auf Schwerbehinderung für den Erwachsenen gewisse Dinge regelt, um die Teilhabe an der Gesellschaft zu ermöglichen, so regelt der Nachteilsausgleich die Chancengleichheit von Betroffenen, die noch nicht im Berufsleben angekommen sind.

Zum Beispiel benötigen Benachteiligte/Betroffene evtl. vermehrte Pausen, um mit dem Unterricht mitkommen zu können. Oder die Pausen müssen zeitlich verlängert werden.

Gegebenenfalls fallen erweiterte Vorbereitungsphasen auf Prüfungen und verlängerte Abgabefristen ebenfalls an, um auf dem Niveau eines Nichtbetroffenen gleichziehen zu können.

Genauso gut ist es möglich hierdurch Zeitzuschläge bei Klausuren und Klassenarbeiten zu erwirken, um eine Chancengleichheit wieder herzustellen, wenn ein Betroffener dem gleichen Lernziel entgegen strebt, wie ein Nichtbetroffener.

Zu guter Letzt fallen besondere technische Maßnahmen und Hilfsmittel, wie Lupen, Schreibstifte oder ggf. elektronische Hilfen ebenfalls unter den Punkt des Nachteilsausgleich.

Um hier eine vollständige Auflistung zusammenzufügen, bitte ich Sie das für Sie zuständige Versorgungsamt zu kontaktieren, um bestmögliche Unterstützung in diesem Falle erhalten zu können.

Im Zuge dessen bliebe dann nur noch die Frage zu klären, in wie weit mein Arbeitsleben durch einen Schwerbehindertenausweis verändert würde.

Das Arbeitsleben ist für die meisten Menschen nicht nur lang, sondern auch anstrengend genug. Wenn wir also nun davon ausgehen, dass das Leben nicht nur Arbeit, sondern eben auch Arbeit mit einer MS für einen bestimmten Personenkreis vorgesehen hat (wie z.b. mich), so gibt es dennoch Möglichkeiten diese durchzuführen und das Selbstwertgefühl damit zu steigern eben nicht direkt erwerbsunfähig zu sein!

In diesem Falle bietet die Schwerbehinderung einen gesonderten und verlängerten Kündigungsschutz. Im Falle einer Kündigung hat das zuständige Integrationsamt Mitspracherecht, obwohl ich mir eigentlich sicher bin, dass man hier gewisse Möglichkeiten als Arbeitgeber hätte eben genau diese Kündigung doch geltend zu machen. Notfalls fiele mir ein Spießrutenlauf für den Arbeitnehmer ein, sodass er freiwillig und von sich aus die Flinte ins Korn werfe. Manche Firmen oder Konzerne sind sogar durch den Gesetzgeber dazu angehalten eine gewisse Quote an Beschäftigten mit Behinderung bei sich Obdach zu gewähren.

Hinzu kommt, dass ein von MS Betroffener Anrecht auf eine Beschäftigung hat, die seinen Qualifikationen gerecht wird und im Zuge dessen notwendige Weiterbildungen und Sonderqualifizierungen zu erhalten. Diese werden vom zuständigen Integrationsamt geprüft, mit dem Arbeitgeber koordiniert und ggf. finanziert.

Für Alle Betroffenen immer schön zu hören und zu lesen, ist der Anspruch auf 5 bezahlte Sonderurlaubstage!

Ich persönlich verzichte ja auf diese Möglichkeiten, was ich bereits mehrfach erwähnte, und das nur aus dem Grund, dass ich es mir nicht eingestehen mag „behindert" zu sein, eine soziale Ader habe und es als absolut ungerecht empfände mit meinen geringen Symptomen dem Staat (und damit der Allgemeinheit) auf der Tasche zu liegen. Meine Erziehung vernietet mir eben genau dieses, auch wenn ich weiß, dass es manchen umso leichter fällt!

⑮*Hilfsmittel*

In diesem Kapitel möchte ich auf einige, wenn auch wahrscheinlich nicht alle, gängige Hilfsmittel eingehen, die es dem MS-Betroffern erleichtern den Alltag soweit zu gestalten, dass man von einem „normalen" Leben sprechen kann, sofern denn ohne Hilfsmittel kein normales Leben mehr möglich ist.

Hilfsmittel gibt es viele. Und jeder definiert ein Hilfsmittel gewiss individuell. Für manche Menschen ist eine Lupe ein Hilfsmittel, während für andere wiederum keine Sehhilfe nötig ist. Menschen können Hilfsmittel sein, wenn man Arbeit abgenommen bekommt, jedoch gehöre ich nicht zu der Gattung Mensch, der sich gerne Dinge abnehmen lässt, wenn ich sie genau so gut selbst- und eigenständig erledigen kann. Es spart eine Abhängigkeit, die es vorher auch nicht gab!

Ich möchte also für jeden Betroffenen eine kurze Entscheidungshilfe geben, die ich in 3 Kategorien unterteilen möchte:

a) für Betroffene mit Problemen von Hand und/oder Arm

b) für Betroffene mit Problemen von Fuß und/oder Bein

c) und für Betroffene mit allgemeiner Problematik und diverse nützliche Ergänzungen zu dem Thema

Für eine genaue Auflistung empfiehlt sich der § 139 SGB V.

So kommen wir also zur ersten Kategorie

a) für Betroffene mit Problemen von Hand und/oder Arm

Es gibt für jedes Gelenk der Hand und des Armes Möglichkeiten eine Fehlstellung oder Fehlbelastung mittels **Orthesen und Schienen** in eine bessere Position zu korrigieren oder die Funktionalität zu unterstützen. Hierbei sollte Wert darauf gelegt werden, dass es individuell gefertigte Orthesen und Schienen wären, um eine bestmögliche Unterstützung zu erhalten. Klar gibt es auch Orthesen und Schienen „von der Stange", wovon ich in der Regel jedoch abraten würde, da sie zwar den Zweck erfüllen, jedoch oftmals nicht hundertprozentig auf den Punkt angepasst und damit passgenau sind.

Falls es ein Defizit in der Handhabbarkeit, der Umsetzung oder der Kraft beim Öffnen von Flaschen, Dosen oder Deckeln gäbe, sind diverse **Schraub- und Öffnungshilfen** verfügbar, die mittels Hebelverlängerung, Übersetzungen oder Griffvariationen den Alltag erleichtern können. Hierbei gibt es derart viele Möglichkeiten und Einsatzgebiete, dass es sich lohnt verschiedene Dinge auszuprobieren, bis die gewünschte Variante vorhanden ist. Bitte greifen Sie auf die Möglichkeit zurück und senden Sie unpassende Objekte wieder zurück oder besprechen dies mit einem Ergotherapeuten, der/die auf die Hände und Hilfsmöglichkeiten spezialisiert ist! Denn es lohnt sich nicht vermeidliche Hilfen zu horten, die Sie eh nicht verwenden können oder wollen, weil sie nur halb ihren Zweck erfüllen!

Anziehhilfen und Knopflochhilfen sind oftmals sehr nützliche Helfer, die es ermöglichen oder zumindest erleichtern das An- und Entkleiden leichter zu gestalten. Als Nichtbetroffener ärgern wir uns oftmals schon über das Einfädeln von Knöpfen in Knopflöcher oder Manschettenknöpfe an den Ärmeln eines Hemdes. Wenn Sie sich nun vorstellen, dass diese Funktionen der Hand, respektive des Armes soweit eingeschränkt sind, dass Sie es nicht mehr „einfach" schaffen sich anzuziehen, werden Sie feststellen, dass das Einfädeln von Knöpfen eine Klasse für sich darstellt!

Hatten Sie schon einmal Beschwerden mit Ihrer Schulter, sodass das Hineinschlüpfen in den Jackenärmel limitiert oder behindert war? Stellen Sie sich hierzu vor, dass sie einen gelähmten Arm hätten, der Ihnen den Dienst versagt und immer vollkommen passiv in den Jackenärmel eingeführt werden muss... und so weiter und so weiter.

Genau so, wie es Schraub- und Öffnungshilfen für Falschen, Dosen und der gleichen gibt, existieren auch diverse **Griffverdickungen und Anpassungen** von Messer, Löffel, Gabeln, Scheren und viele weitere Haushaltsgegenstände, sodass das Greifen erleichtert und verbessert werden kann. Denn für Nichtbetroffene ist das Benutzen dieser Dinge meist problemlos umzusetzen. Für Limitierte mag es schon schwieriger sein Suppe zu löffeln, wenn der Griff des Löffels, mangels Fehlens des komplexen Greifens, einfach zu klein, kurz oder flach ist. Oftmals hilft hierbei eine einfache Verdickung oder ein angepasster Winkel des Griffs.

Haben Sie sich schon einmal mit der Frage beschäftigt, was geschähe, wenn Sie sich nicht mehr adäquat der Körperhygiene hingeben könnten? Herunter reduziert, fangen Sie an zu stinken. Schlimmeres mit Hautveränderungen, Erkrankungen oder sogar Parasiten wären weitere Gedankengänge zu diesem Thema. **Waschhilfen,** also Gegenstände und Vorrichtungen stünden genau entgegen dieser Gedankengänge. Wenn Sie nicht gerade auf Pflegepersonal oder Angehörige zurückgreifen können oder wollen, so wären Waschhilfen definitiv eine wichtige, lohnenswerte und für Ihre Mitmenschen freundliche Überlegung.

Im weiteren Sinne sind hier auch zahlreiche **Bürsten und Kämme** aufzuzählen mit besonderen Griffen und Formen, um nicht nur die Körperhygiene aufrecht zu halten, sondern auch das äußere Erscheinungsbild zu pflegen. Da der Mensch meist leider ein sehr oberflächliches Wesen ist und der visuelle Sinn eben der meist genutzte, definieren sich manche Menschen allein durch das Äußere und noch mehr Menschen folgen hierüber dem ersten Eindruck. Auch MS-Betroffene können unter Einbußen des Erscheinungsbildes leiden, wenn die Haare nicht zu bändigen sind, die Zehennägel und Zwischenräume vom Pilzbefall gebeutelt oder die Hautschuppen bereits den Schneefall im Juni vermitteln.

Diese Liste kann mit zahlreichen, weiteren Dingen ergänzt werden, erhebt jedoch keinen Anspruch auf Vollständigkeit, sodass wir nun zur zweiten Rubrik gelangen:

b) für Betroffene mit Problemen von Fuß und/oder Bein

Das offensichtlichste Problem, welches grundsätzlich mit der MS in Verbindung gebracht wird, ist die Gehunfähigkeit und das damit verbundene Hilfsmittel – der **Rollstuhl**. Hierbei gibt es einige Unterscheidungen zwischen Aktiv-, E-, Pflege- oder Sportrollstuhl. Jede Variante hat spezifische Vor- oder Nachteile, wobei die Einsatzzwecke meist im Namen wider gegeben werden. Hierbei sei unbedingt erwähnt, dass der Rollstuhl ein angepasstes Hilfsmittel darstellt und nicht ein, von Real oder wo auch immer ergatterter, 0-8-15-Rollstuhl sein sollte. Ab einer gewissen Gewichtsgrenze gibt es hierbei jedoch keine weiteren Möglichkeiten, weshalb Sie bitte die Hersteller miteinander vergleichen sollten.

Orthesen, wie für Arm und Hand, gibt es selbstverständlich gleich dem Knie, Bein oder als besondere Form bei Fußheberschwäche ein **Schienen**. Von elastischen Bandagen bis starren, oder mit eingebautem Gelenk, Schienen, gibt es an der unteren Extremität zahlreiche Möglichkeiten. Früher waren dies schwere Elemente, die kaum das Gehen ermöglichten, während es heute meist Fiberglas, Carbon oder sogar Kevlar sind! Ebenso, wie eigentlich bei allen Hilfsmitteln, gilt auch hier wieder der Grundsatz der individuellen Anpassung, anstatt der Gerätschaft von der Stange! Bitte vergleichen Sie auch hier wieder verschiedene

Hersteller, auch wenn ein Neurologe oder Orthopäde ein Modell präferiert. Es geht hier immerhin um Ihre Unterstützung und die damit verbundenen Möglichkeiten.

Eine oftmals gelungene Synthese der Unterstützung von Rollstuhl und Orthese ist die Anschaffung von **Rollatoren, Deltabike** oder **Gehstützen** und –hilfen. Von wenigen, bis Schwerlastrollatoren, Deltabikes für den Hausgebrauch in engen Räumen oder simplen Unterarmgehstützen oder Stöcken, ist hier eine wahre Fundgrube der Möglichkeiten zu erwarten. Die Vorteile hierbei sind maximale Flexibilität und Eigenständigkeit, bis hin zur Transportmöglichkeit kleinerer und mittelschwerer Gegenstände. Die meisten Rollatoren bieten zudem die Möglichkeit einer Sitzmöglichkeit, sodass jederzeit eine Pause eingelegt werden kann, wenn die Gehfähigkeit ausgeschöpft ist! Ich persönlich würde immer erst über diese Varianten nachdenken, bevor ich an einen Rollstuhl herantreten würde – solange es eben im Rahmen der Möglichkeiten umsetzbar ist.

Gehhilfen aller Art sind selbstverständlich ebenso erdenklich. Hierzu gehören diverse Ausführungen von Stützen, ob Unterarm-, Unterachselstützen oder Gehstöcken. Ob 4-Punkt, 3-Punkt- oder 1-Punkt-Unterstüzuung, was Sicherheit beim Gehen gibt, sollte hierzu in Erwägung gezogen werden!

Für Minimalbetroffene, die ggf. nur ein leichtes Bedürfnis haben ihr Gleichgewicht ein wenig zu unterstützen, empfehle ich **Nordic-Walking-Stöcke**, da diese Halt vermitteln und zumal noch einen sportiven Aspekt unterstützen. Hinzu kommt, dass die Wahrnehmung der Umgebung eine andere in Bezug zu den Nordic-Walking-Stöcken ist, als zu einer Unterarmgehstütze. Leider sind die meisten Menschen diesbezüglich sehr in ihrem Schubladendenken gefangen.

Weiter distal (körperfern) kommt die Frage nach **Orthopädische Schuhen** oftmals auf. Diese maßangefertigten Schuhe werden in der Umgangssprache nun mal nach dem Fachgebiet der Medizin, also Orthopädie, benannt, obwohl sie in diesem Kontext eher der Neurologie zuzuschreiben sind. Individuell angefertigte Schuhe geben verbesserten Halt durch optimierten Sitz, ein unterstütztes Abrollverhalten oder an Druckstellen Aussparungen, sodass der Tragekomfort erhöht wird und eine bestmögliche Unterstützung des Gehens zustande kommt. Mittlerweile sind hiermit nicht mehr nur die klobigen Frankensteinklötschen gemeint, die man früher kannte, sondern oftmals auch noch ganz ansehnliche Varianten in verschiedenen Farben, Obermaterialien und Schnittmustern.

So wie es für die Obere Extremität **Anziehhilfen** gibt, so ist es doch selbstverständlich, dass es ebenso Anziehhilfen für die Beine und Füße gibt. Erleichterungen zum Hineinschlüpfen in ein Hosenbein oder beim Überstülpen der Socken für die Füße, sind hier zu erwähnen. Ebenso Möglichkeiten für den Hosenbund oder Varianten, die das Zuknöpfen der Hose erleichtern oder umgehen können, sind zu erhalten. Ganz besonders möchte ich hierbei noch auf Kompressionsstrümpfe eingehen, sofern ein Lymphstau Schwellungen (Ödeme) verursacht. Diese benötigen oftmals eine spezielle Anziehhilfe aufgrund des strammen Webens.

Auch in dieser Rubrik möchte ich auf das Thema der Körperhygiene kurz eingehen und das Hilfsmittel „**Duschsitz**" erwähnen. Betroffene profitieren enorm von einer Sitzmöglichkeit, die Wasserfest und belastbar ist. Diese werden oftmals von Sanitätshäusern angepasst und/oder geliefert. Auch ein **Wannenlift** ist hier zu erwähnen, damit die Körperhygiene nicht am bloßen Fakt scheitere man könne nicht ausdauernd genug stehen oder die Wanne erklimmen. Oftmals werden diese Hilfsmittel also mit starker Dankbarkeit angenommen. Eine **Toilettensitzerhöhung** fiele ebenfalls in diesen Rahmen, da sie ebenfalls dem Erhalt der Körperhygiene dient.

Eine weitere Hilfe ist der sicherlich, bei Arbeiten in der Küche oder in der Hauswirtschaft, bekannte Einsatz einer **Stehhilfe**. Ob beim Bügeln oder Kochen, die Mischung aus Sitz, Hocker und Leiter ist größenverstellbar und ermöglicht somit den Arbeitseinsatz aus dem Stand heraus und somit mehr Möglichkeiten als aus dem Sitzen heraus.

Zu guter letzt möchte ich hier noch den **Treppenlifter** erwähnen, der oftmals nur mit stark eingeschränkten Senioren in Verbindung gebracht wird, damit diese eine Etage erklimmen können. Auch in vielen Filmen machte man sich schon oft lustig über dieses langsame Gefährt, jedoch kann ich es nur empfehlen, wenn die Beine den Aufstieg in eine höhere Etage nicht mehr schaffen und der Platz ausreichend dafür ist einen Treppenlifter zu montieren!

c) und für Betroffene mit allgemeiner Problematik und diverse nützliche Ergänzungen zu dem Thema

Den dritten und damit letzten Ausschnitt dieses Kapitels wollte ich einer zentralen, also damit allgemeinen oder Rumpfbetonten, Symptomatik widmen. Hier drunter möchte ich Hilfsmittel nennen, die weder direkt den Beinen und Füßen oder den Händen und Armen dienlich sind.

Zuerst möchte ich auf ein Thema eingehen, welches nicht nur MS-Betroffene interessieren sollte. Die **Ergonomie des Arbeitsplatzes** sorgt für langfristige Schonung und bestmögliche Erfüllung der Arbeitstätigkeit unter Berücksichtigung von Minimierung etwaiger Schäden. Oftmals sind nämlich die Anforderungen der Diensttätigkeit nicht nur an einen bestimmten Zeitintervall des Tages gekoppelt, sondern auch an Effizienz und Produktivität. Oftmals weniger wird hierbei der langfristige Erhalt der Gesundheit des Arbeitnehmers berücksichtigt, auch von Seiten des Arbeitnehmers selbst – „Dafür benötige ich doch keine Hilfe. Das schwere Ding hieve ich eben allein auf den Karren." Nicht nur für das Büro sollten Stühle, Tischhöhen, Mousepads, Lichteinfall und Monitorstellung überprüft werden. Ferner sollten **ALLE** Arbeitsplätze optimiert werden, sodass evtl. elektrische Ladehilfen, höhenverstellbare Schreibtafeln und vieles mehr zur Verfügung stünden. Hierzu hilft oftmals der Ergonomiebeauftragte der Firma und die zuständige Berufsgenossenschaft! Bitte wenden Sie sich im eigenen Interesse an diese Stellen, um nicht mehr Schaden durch die Arbeit im Laufe des Lebens zu nehmen, als nötig.

Sowie es für Arm und Bein, sowie Hand und Fuß **Stützbandagen und Orthesen** gibt, so sind **Stützmieder** und **Korsetts** für den Rumpf erhältlich. Leider ist in diesem Bereich oftmals hervorzuheben, dass die langfristige Unterstützung des Rumpfes ohne adäquates Training zum gesteigerten Abbau von Muskulatur führt. Warum ich dies hier erwähne? Auch wenn Arm und Bein das gleiche Schicksal erleiden, so ist der Statikverlust des Rumpfes weitaus schlimmer und schlechter wieder auf zu trainieren. Klar, wird die Haltung und damit die Funktionalität durch die Hilfsmittel in diesem Bereich verbessert, jedoch liegt es oftmals in der Natur des Menschen der Faulheit zu verfallen und sich gänzlich auf die Hilfsmittel hierbei zu verlassen, was einen Teufelskreis hervorbringt.

Aus dem Bereich der Pflege kommt ein weiteres Hilfsmittel, welches in abgewandelter Form auch für den Eigengebrauch einsetzbar ist und nicht durch Zweitpersonen bedient werden muss: **Lifter**. Ob Wannenlift oder hebebühnenartige Konstrukte, diverse Lifter ermöglichen den Transfer der betroffenen Person. Oftmals stehen hierbei Summen im Raum, die gewiss nicht feierlich sind, weshalb ich mir gut vorstellen kann, dass beim Antrag auf Genehmigung das eine oder andere Verfahren durchlaufen werden muss. Doch sicherlich dienlich und von Vorteil sind diese, wenn sie erst einmal genehmigt sind und der Umgang mit diesen erlernt ist.

Das wohl weitverbreitest Hilfsmittel steht eigentlich nicht im direkten Zusammenhang mit der MS, ist jedoch trotzdem separat hier aufzuführen. Jeder kennt den Nutzen und die Vorteile einer **Sehhilfe**. Hierzu gehören jedoch nicht nur eine Brille oder eben auch die Kontaktlinsen, sondern auch spezielle Vergrößerungsgläser und Lesehilfen, die einem den Umgang mit Texten erleichtern. Aktuell gibt es ebenso diverse digitale Möglichkeiten, die stufenlos die Schriftgröße regulieren können oder ebenso die Lichtintensität, sodass auch in der Dämmerung gelesen werden kann. Aber ich denke, dass Sie da weitaus mehr im Thema sind, als ich – der analog groß gewordene 80er.

Wenn wir schon bei den bekannten Hilfsmitteln sind, so darf ich Ihnen die **Hörgeräte** in Erinnerung rufen. Diverse technische Mittel, die die akustische Wahrnehmung verbessern, sind auf dem Markt zu finden. Früher schien es eine Frage des Alters zu sein oder zumindest ein Geschehnis einer angeborenen Krankheit, doch in Wirklichkeit gab es schon immer Grauzonen zwischen diesen beiden Extremen. Eine ausführliche Beratung könnte den Betroffenen helfen wieder mehr am Leben der Gesellschaft teilzunehmen und nicht nur Dinge wieder wahrzunehmen, die man vorab nicht mehr oder zumindest gemindert wahr nahm, sondern eben auch Gefahrenquellen und mögliche Gleichgewichtsdefizite zu minimieren.

Sprachcomputer, oder besser Sprechhilfen aller Art, finden immer dann Einsatz, wenn die Kommunikation eingeschränkt oder behindert ist. Da auch das wichtige Feld der Kommunikation zur Teilhabe an der Gesellschaft zählt, unterstützen die Leistungsträger oftmals auch in diesem Falle diverse Möglichkeiten, die es dem MS-Betroffenen ermöglichen mit seiner Umwelt wieder klar und deutlich in den Kontakt zu treten. Mein früheres Verständnis von solchen Apparaturen verführte mich zu der Annahme es handle sich generell um Geräte, die wie beim Kinderspielzeug, rein auf Tasten zurück greifen, um dann einzelne Worte wieder zu geben. Doch die damaligen Möglichkeiten des Prof. Dr. Stephen Hawking verhalfen mir zu einem neuen Verständnis! Komplexe Systeme ermöglichen mittlerweile eine Sprachkommunikation, selbst beim kompletten Ausfall der körperlich motorischen Fähigkeiten.

Ebenso ist unter diesem Aspekt eine **Sprachkanüle** eines Stomas aufzuführen, weil diese ebenfalls ein Hilfsmittel ist und die Kommunikation ermöglicht.

Falls eine Beeinträchtigung, auch durch ein gesetztes Stoma, durch anfallenden Schleim im Bereich der Atem- und/oder Sprachwege gegeben ist, so fallen auch **Absauggeräte** in die Rubrik der Hilfsmittel. Meist beschränkt man sich bei dieser Nennung auf die Atemwege, jedoch gibt es auch

Absaugvorrichtungen im Bereich des Gehörganges oder eben auch den Katheter in der Harnröhre. Vielerlei kleine Helfer sind auf dem Markt, um dem/der Betroffenen das Leben zu erleichtern, also bitte schämen Sie sich nicht den Arzt hiernach zu fragen!

Sofern der MS-Betroffene/die MS-Betroffene Schwierigkeiten mit und bei der Atmung hegt, empfiehlt es sich über Hilfsmittel nachzudenken, die Beispielsweise **Inhalationsmöglichkeiten** bieten. Ob Vaporisationsgeräte oder Inhalate, Sprays oder Nasenklammern, alles sollte in Erwägung gezogen werden, wenn die Atmung ein Defizit hat und damit eine Einschränkung einhergehen oder sogar Ängste aufkommen. Gelegentlich helfen ebenfalls Aufenthalte in Salzgrotten oder an der See. Sind diese Optionen nicht greifbar, können Hilfsmittel in diesem Bereich wahre Wunder vollbringen. Sofern Sie auf kortisonhaltige Präparate hierbei zurück greifen müssen, bitte ich Sie ganz speziell Rücksprache mit dem behandelnden Arzt zu halten, sodass keine Überdosierung statt finden kann.

Oftmals sind ebenso **Spezielle Salben** angebracht, die ich lieber in den Bereich der Hilfsmittel setze, als in den Bereich der Pharmazeutika, auch wenn dies eine einfache Definitionssache wäre und ich damit falsch läge. Jedoch können diese oftmals auch nur Feuchtigkeit spenden oder einen kühlenden Effekt haben, als direkt pharmazeutisch in den Körper einzugreifen. Allgemein finden sich hier nicht nur Salben für die Anwendung auf der Haut, sondern ebenso den

Schleimhäuten, in Tropfenapplikation für die Augen, als auch Haar oder wiederum Hautfalten.

Abschließend möchte ich Sie in diesem Kapitel für **Elektrotherapie** und dessen Gerätschaften begeistern. In der Physiotherapie gibt es eine Vielzahl von verschiedenen Strömen, wobei nicht der bloße Hausstrom aus der Steckdose gemeint ist, sondern eine gezielte, therapeutische Anwendung mittels eines umwandelnden Gerätes. Jeder Therapiestrom hat einen speziellen Einsatzzweck, den ich Ihnen in der Kürze näher bringen möchte. Die Nennungen sind vom Primäreffekt bis hin zum Nebeneffekt gestaffelt aufgezählt und bei einigen durch Oszillogrammprofile veranschaulicht:

AMF: Schmerzbekämpfend, Muskelspannung senkend und Durchblutungsfördernd.

CP: Schmerzbekämpfend, Durchblutungsfördernd, Steigerung der Resorption von körpereigenen Stoffen und geeignet für eine Iontophorese (Einschwämmung von Medikamenten mittels Strom durch die Hautbarriere).

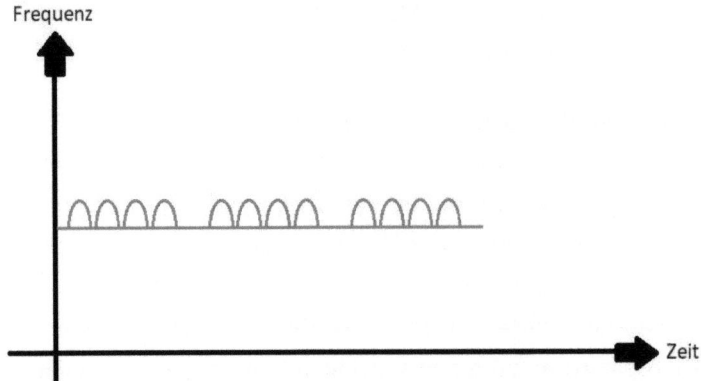

DF: Schmerzbekämpfend, jedoch stark durchblutungssteigernd. Ferner hervorragend geeignet für eine Iontophorese (Einschwämmung von Medikamenten mittels Strom durch die Hautbarriere).

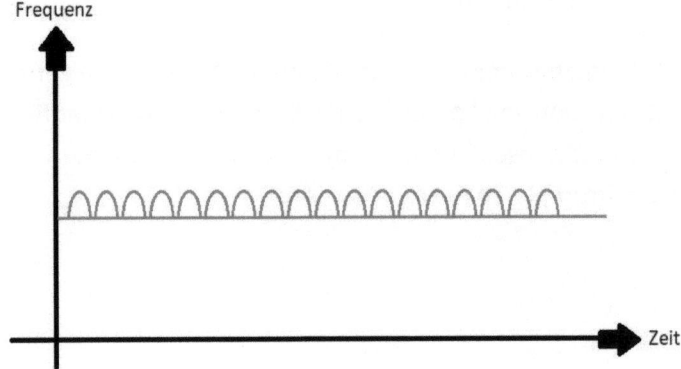

FAS: Muskeltraining, dabei durchblutungssteigernd und oftmals als „EMS" (elektrische Muskelstimulation) genutzt und verkauft.

FM: Schmerzbekämpfend, Muskelspannung senkend, dabei stark durchblutungsfördernd und oftmals mit guten Ergebnissen bei Sportverletzungen.

G: Stark durchblutungssteigernd, jedoch schmerzbekämpfend. Ferner hervorragend geeignet für eine Iontophorese (Einschwämmung von Medikamenten mittels Strom durch die Hautbarriere).

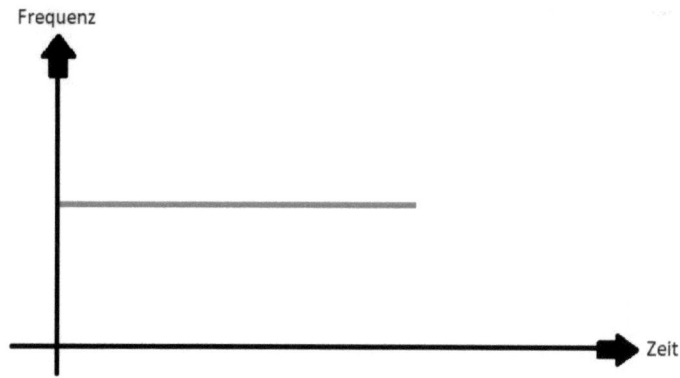

GMC: Stark durchblutungssteigernd, jedoch schmerzbekämpfend. Ferner hervorragend geeignet für eine Iontophorese (Einschwämmung von Medikamenten mittels Strom durch die Hautbarriere).

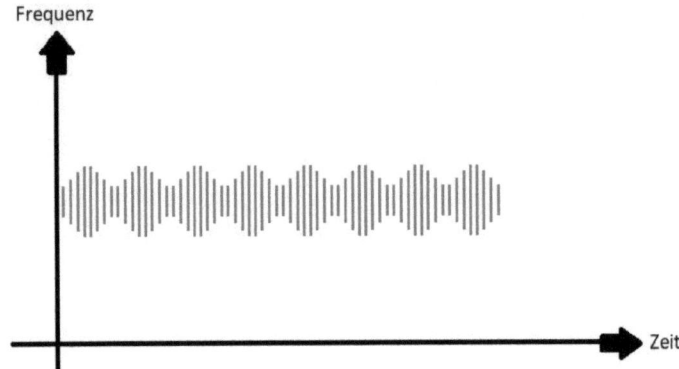

HV: Muskeltraining, dabei schmerzbekämpfend.

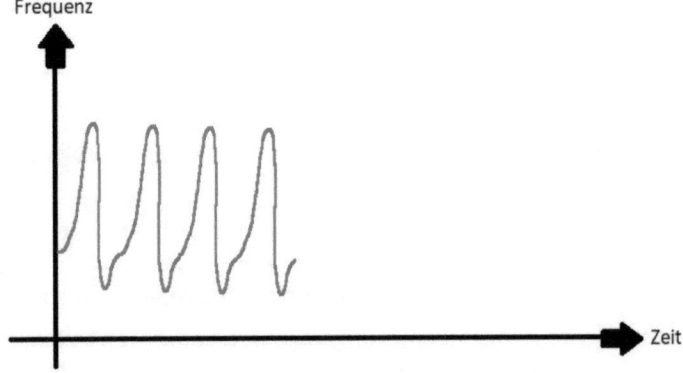

HVS: Muskeltraining bei starker Intensität, Muskellockernd bei niedriger Intensität und gleichbleibend durchblutungssteigernd.

IG 30: oftmals mit guten Ergebnissen bei Sportverletzungen, dabei durchblutungssteigernd, ebenso Muskelspannung senkend und schmerzbekämpfend.

IG 50: oftmals mit guten Ergebnissen bei Sportverletzungen, dabei durchblutungssteigernd, ebenso Muskelspannung senkend und schmerzbekämpfend.

IF: schmerzbekämpfend, Muskelspannung senkend und dabei durchblutungssteigernd.

KOTS: erhöht die Muskelspannung, schmerzbekämpfend, dabei durchblutungssteigernd und geeignet für Muskeltraining.

LP: schmerzbekämpfend, durchblutungssteigernd und Muskelspannung senkend.

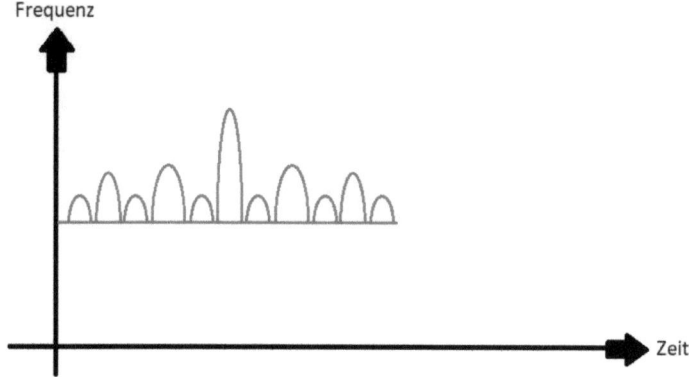

MENS: fördert die Regeneration und Heilung, besonders nach Traumata, bei akuten Entzündungen gut einzusetzen und schmerzsenkend.

MF: Stark durchblutungssteigernd und schmerzbekämpfend.

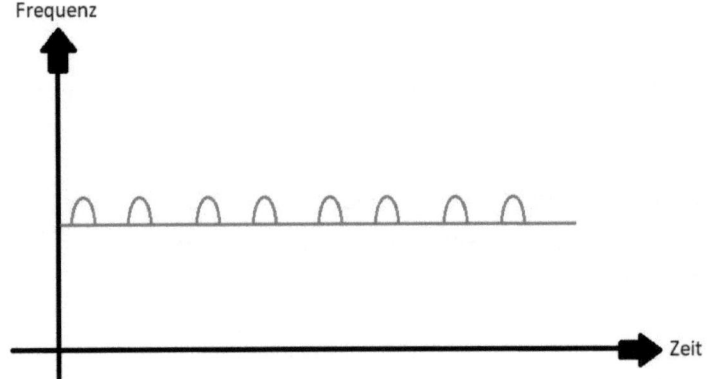

MT: erhöht die Muskelspannung, schmerzbekämpfend, dabei durchblutungssteigernd und geeignet für Muskeltraining.

STOCH: Schmerzbekämpfend, Muskelspannung senkend, dabei stark durchblutungsfördernd und oftmals mit guten Ergebnissen bei Sportverletzungen.

TENS: schmerzsenkend und leicht Muskelspannung senkend.

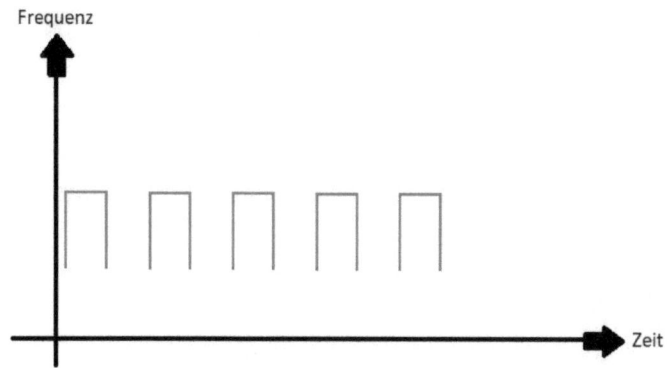

UR: schmerzsenkend, durchblutungssteigernd und Muskelspannung senkend.

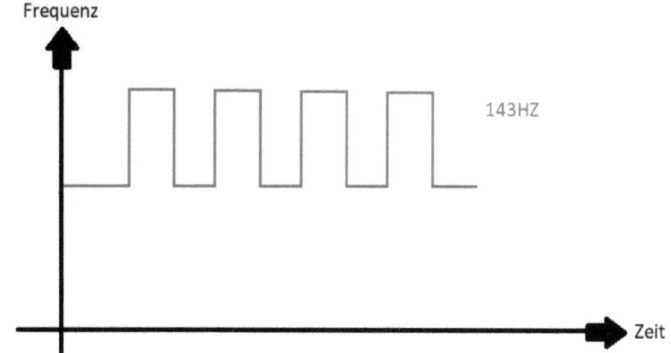

T/R: geeignet für Nerventraining bei Lähmungen und durchblutungssteigernd.

Nach all diesen Abkürzungen und immer wiederkehrenden Aufzählungen mögen Sie denken, dass diese Ströme doch ein und das Selbe seien oder jedenfalls die Unterschiede nicht all zu gravierend sein könnten. Die Unterschiede liegen meist in der Applikationsform, sprich wie diese Ströme anzulegen sind, mit welcher Stärke sie meist vertragen werden und was unter den beiden Polen (Anode und Kathode) entsteht: Lauge oder Säure.

Und genau deshalb gehören Therapieströme nur in fachkundige Hände, da eine Verätzungsgefahr oder Verbrennungsgefahr bei manchen bestünde!

Zusätzlich besteht bei fast allen dieser Ströme die Gefahr einer Eiweißdenaturierung in Kombination mit Metallimplantaten, sprich neuer Gelenksersatz würde sich mit dem Unterhaut- und Muskelgewebe verbinden und zusammen schmelzen – Sicherlich nicht erstrebenswert!

Oftmals hält der TENS-Strom immer mehr Einzug in die Haushalte der Nation, da bei diesem die geringste Gefahr von Nebenwirkungen besteht. Jedoch therapeutisch gesehen, auch der geringste Nutzen, da dieser meist nur den Schmerz überlagert, diesen jedoch nicht bekämpft – Die Ursachen des Schmerzes schon lange nicht, da diese erst einmal erkannt und dann mit dem richtigen Strom unterstützt und angegangen werden muss, wenn man sich schon für eine unterstützende Elektrotherapie entscheidet.

Um eine strukturiertere Form der Übersicht für Sie bereit zu legen, habe ich die Therapieströme fünf Kategorien aufgeführt und untergeordnet. Bitte entnehmen Sie die notwendigen Informationen der anschließenden Tabelle und fragen Sie Notfalls Therapeuten und/oder Arzt, ob Sie von Elektrotherapie profitieren könnten.

Hyperämie	Analgesie	Iontophorese	detonisierend	tonisierend	andere Wirkung
CP	AMF	CP	AMF	FAS	CP - Resorptionsförderung
DF	DF	DF	FM	HVS	FM - bei Sportverletzungen
FAS	FM	G	HV	KOTS	KOTS - für Intensionsübungen
FM	G	GMC	HVS	MT	MENS - bei akuten Entzündungen
G	GMC		IF		MT - für Intensionsübungen
GMC	HV		IG 30		STOCH - bei Sportverletzungen
HVS	IF		IG 50		T/R - bei Lähmungen
IG 30	IG 30		LP		
IG 50	IG 50		TENS		
KOTS	KOTS		STOCH		
LP	LP				
MF	MF				
MT	MT				
STOCH	STOCH				
UR	TENS				
	UR				

⑯*2019-nCoV*

Pünktlich zum 24. Dezember 2021, also Weihnachten, zeigte mein Covid-Virus-Schnelltest ein positives Ergebnis an. Gratulation! Sie haben Corona!

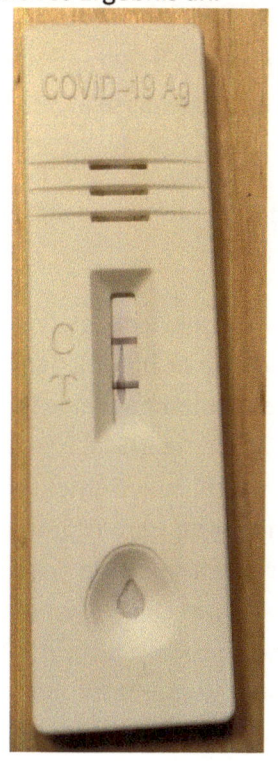

Der Tag begann mit einem Steifigkeitsgefühl der oberen Nackenmuskulatur, als hätte ich mich die Nacht zuvor verlegen. Einen leichten Schwindel hatte ich ebenso zu beklagen, wie einen leichten Druck der oberen Nasennebenhöhle.

Erste Eigenmobilisationsversuche der Halswirbelsäule blieben fruchtlos, sodass schon einmal davon auszugehen war, dass es eben kein reines Verlegen in der Nacht war.

Gut, dachte ich mir, gehen wir die anderen Fakten durch.

Es herrscht aktuell allgemeine Erkältungswelle, die jedoch niemand so recht wahrhaben mochte, da sofort alle an Covid dachten. Ich gehöre bis heute nicht dazu. Eine Erkältung hätte ich mir bei so ziemlich jedem zweiten meiner Patienten einfangen können, sodass die Wahrscheinlichkeit relativ groß hierfür war. Zur Sicherheit jedoch wollte ich einen Schnelltest auf Covidverdacht durchführen, dessen Ergebnis (siehe Bild) eindeutig war. Jetzt ist grundsätzlich von einer zweifelhaften Validität dieser Tests auszugehen und der einfache Fakt, dass zwar alle meine Patienten mehrfach geimpft sind und waren, jedoch alle dem Irrglauben erlagen, dass sie damit nicht mehr angreifbar oder Krankheitsüberträger hätten sein können, dafür sorgte diese in Sicherheit zu wiegen, wog mich nicht in dieser.

Die Antwort musste also über einen PCR-Labor-Test geklärt werden.

Es klingt vielleicht einfach zu weit aus der Luft gegriffen und sicherlich nicht für jeden umsetzbar, jedoch hatte ich just in diesem Moment keine Furcht vor einem positiven Ergebnis. Ich hatte die MS im Hintergrund und damit eine Vorgeschichte. Gewiss galt zu diesem Zeitpunkt Covid als schlimmste Herausforderung nach der Pest, aber nicht bei mir. Die allgemeine Angstpolitik und das Handeln aller Medien im Sinne einer einschichtigen Politikwidergabe führten bei mir nicht zur Panik oder blinden Folgsamkeit. Immer wieder muss man Sätze beginnen mit: „Ich bin kein Leugner, aber..." oder „Ich möchte es nicht verharmlosen, jedoch...", was wiederum alles nur herangezogen wird, um doch endlos und sinnfrei darüber zu debattieren, warum man sich nicht impfen ließe oder man keine Angst vor einer Ansteckung habe. Haben Sie jeden Tag Angst, beim Verlassen des Hauses, an der nächsten Straßenkreuzung überfahren oder ausgeraubt zu werden? Haben Sie jeden Tag blanke

Panik in die Sonne zu gehen oder die Luft einzuatmen, obwohl Sie wissen, dass es den Tschernobylzwischenfall gab?

Das hat nichts mit Ignoranz zu tun, sondern mit Differenzierung und der Bildung einer eigenen Meinung zu den Dingen – Viele haben die Meinung der Printmedien einfach übernommen, sodass es nun die ihre ist und fanatisch vertreten wird.

Auf dem Wege durch die zwei Weihnachtsfeiertage, an denen ärztlich nicht all zu viel zu holen war, außer man hätte wirklich einen Notfall zu beklagen und das hatte ich ja nicht, geschah nicht viel. Die Symptome verlagerten sich auf den Verschluss der Nase und der Nebenhöhlen, nebst Geruchs- und Geschmacksverlust, und unterschwelligen Kopfschmerzen durch das permanente Schniefen und Schnufen. Die allgemeine Muskelsymptomatik, die sich bis dahin anfühlte als hätte ich einen Muskelkater zu beklagen, wich gänzlich. Die Nackensteifigkeit fiel ebenso von mir ab, weshalb ich einen weiteren Schnelltest konsultierte.

Diesen „gönnte" ich mir in einem offiziellen Testzentrum mit gebuchtem Termin. Nach 2 Minuten war ich bereits wieder zur Tür hinaus und wusste sofort, dass die stümperhafte Durchführung zu keinem brauchbarem Ergebnis hätte führen können. Die beiden Galgenvögel, die an den Weihnachtsfeiertagen dort Dienst schoben, versöhnte ich mit 10 Eure Trinkgeld, was mein Karma mehr aufpolierte, als es die Gründlichkeit der Durchführung erhöhte. Mit dem Nachgeschmack, dass ich Schnelltests an mir viel akribischer

durchführe, spiegelte sich im unglaubwürdigen Ergebnis
wider: **zu 97,5% negativ.**

Gen Abend hin wiederholte ich einen Schnelltest, der mir das
Ergebnis des ersten Schnelltestes bestätigte – **positiv.**

Es ließt sich jetzt so, als würde ich mir dieses Ergebnis
wünschen, aber allein der Aufwand und der Rattenschwanz
sollten sich nun einmal mit dem eingeschlagenen Weg
decken!

Die Vorbereitungen auf den nächsten Werktag ließen schon
mehrere Fragen offen:

-hat mein Hausarzt überhaupt Dienst oder Betriebsferien
(wobei die Recherche im Internet darüber keine negativen
Schlüsse zuließ)

-führt dieser überhaupt PCR-Tests durch

-gemäß des Falles von Betriebsferien, wer hat
Vertretungsdienst

-und wie komme ich schnellstmöglich bei all diesem Gewäsch
an diesen Test, ohne direkt in einer Praxis aufzuschlagen (da
man rationaler weise nicht einfach als ansteckende Person in
eine vollbesetzte Praxis marschiert und andere Menschen
gefährdet)

Ich entschied mich zweigleisig zu fahren. Eine E-Mail an
meinen Hausarzt sollte die nötigen Vorbereitungen treffen

und ein Versuch der telefonischen Kontaktaufnahme am nächsten Morgen sollte dies ergänzen.

Der erste Arbeitstag nach dem Weihnachtsfest ergab genau das, was meine Gedanken vorab durchspielten. Das Leben ist so derart vorhersehbar geworden und damit einfach nur frustrierend, wenn man unnötig zwei Stunden damit verbringt herauszufinden, wer für einen vertretungsweise zuständig wäre und wo man diesen PCR-Test nun kostenfrei durchführen lassen könnte. Am Ende ergab sich nun dann doch die Möglichkeit eben genau diesen zu machen, damit das Gesundheitsamt den gewollten Ablauf erhält. Die Quintessenz aus dem ganzen Prozedere ergab weitere zwei Stunden Aufwand und Wartezeit. Die Symptome reduzierten sich derweilen auf Geruchs- und Geschmacksverlust mit abnehmender Verteilung einer verstopften Nase. Das Atmen fiel leichter, aber das Leben blieb geschmacklos.

Der nächste Tag brachte keine Symptomveränderung, nur zahlreiche Telefonate bis zum vorläufigen Ergebnis des PCR-Tests, der mit 19,4 (wovon auch immer als Maßeinheit) eine Bestätigung der Schnelltests ergab. Mein Arbeitgeber hatte nun damit etwas Schriftliches, was für die Lohnvorzahlung in seinem Interesse war, jedoch nur halb in meinem. Klar, wollte ich auch weiterhin Geld erhalten, jedoch wollte ich ebenso aus der Quarantäne heraus und gerne wieder arbeiten! Am Leben wieder teilhaben zu dürfen, fällt einem zumal immer dann wieder mehr ins Gewicht, wenn man es eine Weile nicht durfte. Mir ist es schleierhaft, wie Langzeitarbeitslose dieses Schicksal z.T. sogar forciert auf sich laden!

Noch immer habe ich nichts vom Gesundheitsamt gehört, gelesen oder vernommen, was jedoch auch gar nicht verwunderlich ist bei der Lage in Deutschlad. Ich denke nicht, dass ich das noch weiter ausführen muss, zumindest nicht für diejenigen, die ab 2019 in Deutschland weilen und im gleichen Land die selbe Misere mitmachten! Von mir aus schrieb ich das Gesundheitsamt an und schilderte meinen Fall mit der Bitte mir grünes Licht zu geben nächste Woche wieder arbeiten zu können und aus der Quarantäne raus zu dürfen. Dies geschähe wahrscheinlich nur mit einem negativen Schnelltest, den ich allerdings bereitwillig antreten würde.

Um aus dem Kerker der Quarantäne zu entkommen, verbrachte ich diverse Stunden bereits auf dem Balkon. Dick angekleidet und in den Regen hinaus starrend, entschied ich mich schnellstmöglich wieder in den Garten hinaus zu gelangen. Abends, wenn kein Kontakt zu anderen zu erwarten war, schritt ich meine Runden im Garten ab und noch immer war nichts vom Gesundheitsamt zu vernehmen. Voller Offensive bereitete ich in 4 Tagen meinen ersten Arbeitstag wieder vor – Natürlich nur mit vorausgegangenem negativem Testergebnis und mit Bewilligung des Gesundheitsamtes!

Ob man es glauben mag oder nicht, aber am Neujahrstag meldete sich das Gesundheitsamt telefonisch bei mir, nachdem ich erneut eine e-Mail sandte, in der ich um die baldige Freigabe zur Arbeit bat. Der Weg war ja immerhin vorgegeben. Und genau so wurde es auch bestätigt und angenommen, was mir wiederum die nächsten zwei Tage an Planung abnahm.

Der letzte Abend vor dem Schnelltest, der bereits gebucht war und dessen Ergebnis nicht nur von mir mit Spannung erwartet wurde, gestaltete sich fast schon ereignislos. Ich registrierte, dass mein Geschmack auf die typischen Grundelemente der Zunge mittlerweile wieder reagierte, was zumindest den Speiseplan gen salzig wieder vielseitiger gestaltete. Der Geruch, und damit verbunden alle weiteren Geschmackserlebnisse, blieben auch weiterhin unerreichbar.

Der Tag der Wahrheit! Oder jedenfalls der Tag des Tests. Auf die Gefahr hin absolut unfair Dinge einzuschätzen und durchführende Personen als Stümper hinzustellen, komme ich trotzdem nicht umhin diesen Test als nichts anderes einzustufen, als einen gigantischen Witz. Juristisch würde man diesen als <u>fahrlässig</u> bezeichnen. Auch wenn alle Regularien eingehalten und die Durchführung, in Anlehnung an die TRBA250, von statten ging, so war die Methode an sich nicht valide. Binnen 2 Sekunden drei mal links und drei mal rechts das Nasenloch zu durchstreifen, ohne die nötige Eintauchtiefe dabei zu berücksichtigen, kann nichts anderes hervorbringen als ein negatives Ergebnis und Schnodder! Der Test war also, wie gewünscht, negativ, jedoch KANN dieses

Ergebnis überhaupt nicht herangezogen werden, um überhaupt etwas zum Thema SARS-Covid ableiten zu lassen. Mit dem Gedanken dies beim zuständigen Gesundheitsamt zu monieren, startete ich also in den weiteren Tagesabschnitt.

Als nun endlich der Tag kam, an dem die Internierung durch Quarantäne aufgehoben wurde, und ich in meinen Alltag zurück kehren durfte, beäugten mich alle auf der Arbeit mit sorgfältiger Skepsis. Ich tat meinen Mitmenschen den Gefallen und ging Ihnen bestmöglich aus dem Weg und verrichtete nur meinen Dienst, ohne großartig die Gemeinschaftsräume aufzusuchen. Auch den zwischenmenschlichen Plausch mit Kollegen und Kolleginnen ließ ich bestmöglich aus, sodass mein Einstand zurück in der Produktivität nüchtern und wohl überlegt von statten ging.

Damit war für mich die Episode „Covid" abgeschlossen und nur noch die offiziellen Schreiben des Gesundheitsamtes, welche mich mit geimpften Personen gleichstellte und 6 Monate dies auch unterstrich, fehlte nun noch. Allein die juristischen und bürokratischen Gegebenheiten, die damit verbunden sind, machen dieses Schreiben wichtig, weil sonst ein Rattenschwanz begänne zu züngeln, den man lieber vermeiden sollte.

Gerne leiste ich hier noch den Nachtrag, wann dieses Schreiben einkehrte und welche evtl. Anhänge damit noch verbunden sein würden.

Es dauerte dann doch noch weitere zwei Tage, als dann zum Ende der Woche das erwartete Schreiben vom Gesundheitsamt antraf, welches mich als „genesen" ,und damit den Geimpften gleichstellt, auswies. Man möge es, in Kombination mit seinem Personalausweis, immer bei sich führen, was beweist, dass die Panik vor Covid 19 ein Maß erreicht hatte, gleichgestellt mit dem Zwang sich legitimieren zu können/müssen. Legitimiert man sich damit nicht nur als Person mit Namen, Anschrift und Staatszugehörigkeit, sondern nun auch seinen angeblichen „Gesundheitsstatus"? Muss ich fürchten irgendwann auch meine politische Gesinnung oder gar meine Konfession demnächst jederzeit legitimieren zu müssen? Wo soll das ggf. alles noch hinführen...

Als Nachtrag führe ich hier nur noch die eigenmächtige Verkürzung des Genesenstatus von Seiten des RKI auf 3 Monate auf, was ich als reines Politikum ansehe und keinerlei medizinische Grundlage aufweist. Was tut man nicht alles, um eine Impfung zu verkaufen, die nichts anderes als fragwürdig ist?!

⑰Veränderung von sich und der Umwelt

Nachdem Sie mit mir dieses Buch erlebt haben und damit einen gewissen Einblick in mein Leben, den Umgang mit meiner Diagnose und der Unterfütterung mit Hintergrundwissen, möchte ich abschließend noch ein wenig lamentieren.

Nachdem ich meine Ausbildung begann und in den letzten Zügen derer die Hiobsbotschaft erhielt mein Vater sei an MS erkrankt, tauchte ich in die Tiefen der Sphäre bereits ein. Leider scheint es oftmals eine Tatsache zu sein, dass sich Eltern von ihren Kindern nichts vorschreiben lassen, respektive deren fachkundige Hilfe nur sehr schwer annähmen, was umso mehr meinen Wunsch fütterte noch mehr zu diesem Themengebiet in Erfahrung bringen zu wollen!

Als ich dann wenige Jahre später ebenfalls vom ersten Schub heimgesucht wurde, befand sich mein Vater bereits in kompletter Selbstaufgabe und ständigem Selbstmitleid. Das Vollbild einer tiefgehenden Depression! Dieses hinderte mich wiederum daran meine eigene Diagnose anzuerkennen oder mich auf dem selben Wege damit auseinander zu setzen. Eigentlich müsste ich meinem Vater dankbar sein, dass er mir dieses Katastrophenbild vorlebte, da ich mit der eigenen Diagnose genau den entgegengesetzten Weg einschlug und alles daran tat mich eben nicht selber zu verlieren. Auf einen funktionierenden Freundeskreis konnte ich leider nicht zurück greifen. Und genau dieses möchte ich einmal hervor heben! Wer sozial gut eingebunden ist, fällt noch weniger tief, als frisch Betroffene ohne soziales Netz. Wenn Menschen vorhanden sind, die einem zuhören, einem helfen oder einfach nur da sind und ggf. beraten, so ist das Schicksal mit der Diagnose MS viel einfacher zu „ertragen", als allein auf einer eigenen Eisscholle zu stehen und ins Nirgendwo zu treiben.

Meine Steine legte ich mir selber in den Weg, in dem ich aus meiner Heimatstadt bereits weggezogen war und damit keine Familie greifbar hatte, die mich auffangen konnte. Wenn Sie in einer ähnlichen Lage schweben, gebe ich Ihnen den Rat dieses schnellstmöglich zu ändern, da die Familie doch enormen Halt und damit Kraft gibt! Ebenso ist es, dass ich im Umgang mit Menschen einen eher abschätzenden und taxierenden Charakter habe, was eine ordentliche Skepsis und Oberflächlichkeit an den Tag legt – Sprich, ich zeige den Menschen um mich herum oftmals nur einen gewissen Ausschnitt meiner selbst und lasse nur wenige, ausgewählte Personen näher an mich heran. Die meisten Menschen sehen darin einen Vorteil oder lesen diesen zumindest, jedoch limitiert es auch stark den potentiellen Freundeskreis, vergrößert jedoch ernsthaft den Bekanntenkreis. Zwischen diesen beiden Kreisen differenziere ich eklatant! Was vielen als schroff oder unmenschlich erscheint, lege ich während der Arbeit ab und tausche es gegen Empathie und Gesprächigkeit, was keinerlei Verstellen, sondern eher ein Ausleben meiner

Wünsche ist. Ehrlicherweise bin ich jedoch vielschichtig und gerne unnahbar. Möglicherwiese durch die ständige Selbstreflexion und den schon oft gemachten, meist schlechten Erfahrungen, im Umgang mit Menschen. Legen Sie sich bitte Strategien zurecht, die es Ihnen ermöglichen den Umgang mit Menschen zu dosieren und nicht zu verbittern!

Wie ich bereits kurz erwähnte, war ich überglücklich eine Person zu haben, die mir für diesen Zeitraum Halt bot – meine damalige Freundin! Diese wollte ich nicht zu stark an mich binden, dass sie nicht das Gefühl bekäme nur Mittel zum Zweck zu sein, aber dankbar über ihre Anwesenheit war ich definitiv. Entgegen meiner damaligen Vermutung, war unser gemeinsamer Weg nicht dauerhaft. Und die MS war nicht Schuld daran. Wenn Sie in einer Situation landen sollten, in der Sie sich den Zweifeln hingäben die MS stünde zwischen Ihnen und anderen Personen, sprechen Sie diese Zweifel offen an. Freunde, sofern es denn wirklich wahre Freunde für Sie sind, haben Verständnis für Ihre Sorgen und werden keine Krankheit oder Diagnose als Stolperstein in Ihren Weg legen, sondern werden Ihnen den Rücken stärken und Sie so akzeptieren, wie Sie eben sind. Gewiss sind schon Ehen an Krankheiten zerbrochen oder Bekanntschaften lösten sich dadurch, aber wenn man ehrlich zu sicher selber ist, sollte man erkennen, dass dies oftmals nur ein vorgeschobener Grund sei, um einen unerwünschten Kontakt einschlafen zu lassen.

Währenddessen legte ich immerwährend einen beruflichen Ehrgeiz an den Tag, der absolut überkandidiert war. Immer hatte ich das Bedürfnis in Konkurrenz treten und mich mit allen Kollegen und Kolleginnen messen zu müssen. Vielleicht liegt es generell am Beruf, der bis heute keinen Tarif und die damit verbundene Bezahlung kennt, vielleicht an der Diagnose oder eben an der Person Dennis Walther selbst. Ich vermag es bis heute nicht eindeutig klären zu können, aber unnötig kompliziert war es alle Male!

Schrauben Sie Ihre Erwartungen an sich selbst nicht unbedingt zurück, jedoch reflektieren Sie doch einfach, in wie weit Sie eine Leistung zeigen müssen, die Sie überhaupt nicht zeigen müssen. Schaffen Sie sich keine Feinde, die vorab überhaupt keine Feinde waren und machen Sie es sich nicht unbedingt leicht, jedoch nicht unnötig kompliziert!

Mein Vorteil lag wohl schon immer in meinem Beruf. Während Neubetroffene wohl mit der Situation überfordert sein könnten, sind diese es meist zunächst, weil sie blindlings den Ärzten vertrauen müssen. Ich bat unverblümt mit mir ins Gericht zu gehen und ich erhielt meine Antworten. Ich lehnte die Medikamente ausschleichend ab und es geschah so (mit der Tragweite, die mir bekannt war). Auf den Fortbildungen und Seminaren war ich gern gesehener Kollege und Proband, da mir niemand wirklich zuschrieb selbst Betroffener zu sein. All das half mir den Umgang mit dieser Krankheit besser zu gestalten und mir niemals ein X für ein U verkaufen lassen zu müssen.

Und genau so ehrlich ging ich schon immer mit meinen MS-Patienten in der Praxis um. Niemals drückte ich den Stempel auf, dass mein Weg auch der Weg der anderen sein müsste. Aber sicherlich war es immerwährend ein ehrlicher, umsetzbarer und alternativer Weg!

Spreche ich aktuell ganz offen mit Patienten über meine Diagnose, wollen fast alle dies nicht wahrhaben. Oftmals ist der ausschlaggebende Faktor, dass ich nicht deren Bild eines MS-Betroffenen entspreche. Ob es daran liegt, das nun mal das vorherrschende Bild der MS mit einem Rollstuhl assoziiert wird oder ich einfach zu wenig erkennbare Symptome an den Tag lege, vermag ich dabei nicht zu sagen. Zumindest entsteht so oftmals ein produktives Gespräch, welches Sie gut und gerne ebenfalls suchen können, sofern Sie betroffen sind und sofern Sie sich mitteilen möchten.

In meinem Fall dient es dem Informationsaustausch und der Motivation. Denn anstatt sich hängen zu lassen und im Selbstmitleid unter zu gehen, kann man an meiner Person erkennen, dass es auch noch andere Formen der MS oder eben andere Wege mit dieser gibt.

Was mir besonders aufgefallen ist, ist die Veränderung der Umwelt und wie diese auf einen MS-Betroffenen oder eine MS-Betroffene reagiert.

Die meisten meiner Patienten, denen ich mich dann offenbarte, reagierten mit grotesker Bestürzung, dass ich die Diagnose „MS" mit mir trüge. Bis dahin führten wir oftmals ein oberflächliches und unverbindliches Gespräch. Aber ab diesem Zeitpunkt sprudeln Fragen aus den Personen hervor, wird im tiefsten Dickicht des hintersten Winkels gekramt, um Vergleichspersonen aufzählen zu können oder fassungslose Ungläubigkeit über den Fakt keinen Rollstuhl an mir zu sehen, wird an den Tag gelegt – Und das durch eine, kleine Information. Das ist nur ein Beispiel, wie meine Umwelt darauf reagiert und sich eben verändert.

Oftmals erhielt ich die Rückmeldung, dass MS-Betroffene sofort in Watte gepackt würden, alsbald diese sich mitteilten. Ebenso gab es soziale Abnabelungen und Rückzüge, sowohl von den vorab Anvertrauten oder Freunden, als auch der Betroffenen selbst, was eine massive Veränderung darstellt.

Das anfänglich eine gewisse Unklarheit über den Umgang mit den Betroffenen bestehe, kann ich nur all zu gut nachvollziehen, jedoch verstehe ich bis heute nicht, warum oftmals damit in einen Verhaltensmodus geschaltet wird, als träfe man auf einen komplett Amputierten oder Kriegsversehrten. Im Laufe meines Dienstlebens traf ich, in den nunmehr 16 Jahren, immer wieder auf unterschiedlich betroffene Patienten mit der Diagnose MS und jeder hatte einen anderen Umgang damit und andere Symptome. Die meisten davon ergaben sich in einem Kokon von Selbstmitleid und aufdiktierter Selbstaufgabe. Auf Nachfrage hin, weil diese sich in diese Rolle haben drängen lassen und einen gewissen

Nutzen dadurch annahmen, den diese vorab nicht hatten. Dies jedoch traf nicht auf alle zu! Und eine Art Sonderbehandlung gab es dadurch bei und von mir allemal nicht, zumal ich ja selbst in der Materie zu ertrinken drohte. Alsbald erkennbar wurde, dass dieser Kokon abzustreifen war und eine gesteigerte Lebensqualität mit Selbstbestimmung und Selbstverwirklichung wieder Einzug halten konnte, begann das eigentliche Arbeiten – sowohl mit und an den Patienten, als auch an deren Umfeld, welches sich oftmals schon in kaltschnäuziger Routine in den Winterschlaf begeben hatte.

Ganz unterschiedliche Reaktionen waren hieraus entstanden, gelegentlich auch mit Anfeindungen aus dem Umfeld selbst, die den Hoffnungsschimmer der Betroffenen nicht mitmachen wollten oder diesen nicht als diesen sahen.

Mir hielt eine Patientin einmal vor, dass mein Weg bei ihr nicht funktionieren würde und ich erwiderte, dass ich ihr nie abringen wollte mich zu kopieren oder ihr nie versprach, dass mein Weg ein Allheilmittel für alle Betroffenen sei.

Das mein Weg nicht auf andere allgemein übertragbar war und ist, zeigte mir mein Vater als Selbstbetroffener recht schnell. Ob es an den stark depressiven Zügen oder am einfachen Fakt, dass ich sein Sohn bin und man sich von diesem nichts vorschreiben ließe, lag, kann ich nicht unterscheiden. Möglicherweise gab es auch andere Gründe, jedoch existierte nicht ein einziger Weg diese Person zu erreichen! Dieser beschwerte sich, dass es ihm schwer fiele sich aus dem Bett aufzuraffen – ich wollte motivieren. Er beklagte eine Antriebslosigkeit – ich wollte helfen. Wiederum maulte er über jeden einzelnen Schritt, den ich ihm abverlangte. Selbst das eigenständige Waschen mit dem Waschlappen empfand diese Person als Bürde. Und ich muss gestehen, dass der Fakt der familiären Zuneigung und die Liebe zu meinem Vater die einzigen Gründe waren, weshalb ich diesen nicht im Stich lassen konnte. Wäre er mir eine wild fremde Person gewesen, hätte ich diese im eigenen Saft verrotten lassen! Seine Frustration übertrug sich auf mich, sodass seine Frustration zu meiner wurde. Ich versuchte Gespräche mit ihm zu führen und heraus zu finden, was ihn frustrierte. War es die Unfähigkeit Dinge zu bewerkstelligen, die er früher noch konnte? War es die Last der Diagnose? War es eine Perspektivlosigkeit der Unheilbarkeit? Es gelang mir einfach nicht den Sachverhalt zu durchdringen, da er keine Worte für mich hatte. Die einzige Antwort war pauschal: er habe keine Ahnung.

Keine Ahnung wovon?

Natürlich wandten sich alle Menschen, die ihm vorher näher standen ein wenig ab. Wenn auch nicht gänzlich, aber man spürte einen enormen Ruck. Jeder der Familie machte einen halben Schritt zurück. Die Distanzierung war eine logische Konsequenz, um sich nicht selbst am Leid dieses Mannes zu verlieren und daran kaputt zu gehen. Was für eine schändliche, wenn aber natürliche Reaktion. Und wenn die Familie, die Liebe und Zuneigung empfindet, schon so einen Schritt unternimmt, wie reagiert dann der Freundeskreis oder

die allgemeine Umwelt auf so unzufriedene Personen?
Gewiss nicht mit offenen Armen!

Nach langem Ringen entschied meine Mutter die Pflege nicht
mehr tragen zu können und eine Unterbringung in einem
Pflegeheim zu veranlassen. Und seitdem geht sie meinen
Vater täglich besuchen. So war es also keine Abschiebung,
wie viele Menschen diese fürchten, sondern eine
Zuhilfenahme anderer Personen in einem neuen Umfeld.

Ein weiteres Thema im Umgang mit der Diagnose und die
Reaktion des Umfeldes möchte ich Ihnen anhand meiner
Arbeitskollegen aufzeigen. Lange, sogar Jahre, verbrachte ich
mit meiner Diagnose im stillen Kämmerlein mit mir allein. Ich
wollte diese einfach nicht offenbaren und schon gar kein
Mitleid! An einem schicksalhaften Tag, kam mein Kollegium
zusammen, da eine Praxisübernahme verkündet wurde und
ehemals Kollegen und Kolleginnen nun meine direkten
Vorgesetzten waren, bzw. werden würden. Man versicherte
uns eine Übernahme der laufenden Verträge, dankte für die
bisherige Arbeit und erbat den Fortbestand des gesamten
Teams. Diese Offenheit zwang mich gerade zu ebenfalls mit
gnadenloser Offenheit zu reagieren. Ich bat also um Gehör,
als bedeutungsschwangeres Schweigen einkehrte und jeder
wohl glücklich um die Geschehnisse und Versprechungen war.
Zuerst bedankte ich mich ebenso für die Übernahme und
versicherte meinerseits, dass ich der Praxis treu bliebe, wollte
jedoch ein Thema anschneiden, welches mir auf dem Herzen
läge...

Die Blicke allein reichten auf einer Skala von Verwunderung bis Vorfreude. Aber mit der Tatsache, dass ich eine, bis dato, verschwiegene Krankheit offenbaren würde, rechnete niemand. Sie werden vielleicht jetzt stutzen, dass ich im gesamten Buch selten von „Krankheit" sprach, sondern meist von einem Betreff, was in diesem Kontext einfach nochmals die Dramatik unterstreichen soll.

Die Worte verhallten im Raum und das erneute Schweigen hing zäh im Raum. Ich durchschnitt diese Angelegenheit also und erzwang mir das Zugeständnis mich nicht schonen oder anders ansehen zu sollen, als es vorher die „nicht betroffene Person" Dennis Walther gewesen war. Eher ehrfürchtig, was jedoch überhaupt nicht meine Intension des Ganzen war, blickte man mich nun von der Seite an und stellte natürlich die üblichen Fragen, warum man nichts sähe und warum ich nie etwas habe durchschimmern lassen.

Was ich Ihnen mit dieser kurzen Geschichte schildern möchte, ist erneut die Tatsache, dass ich wunderbar mit mir und meinen Einschränkungen zurecht kam und komme, diese akzeptieren lernte und für mich entschied, dass ich keine Sonderbehandlung nötig hätte. Diesem Kredo bleibe ich bis heute, zum Zeitpunkt des Schreibens an diesem Buche, treu! Wie Sie damit umgehen und ob Sie es offenbaren, stellt Ihnen Ihr Gewissen frei und wurde schon oftmals in den Kapiteln angeschnitten und von diversen Seiten beleuchtet.

Das Für und Wider bleibt also Ihre alleinige Entscheidung.

Nachdem ich einen Praxiswechsel vollzog, nahm ich mir nach der Probezeit meinen Vorgesetzten zur Seite und erbat direkt ein klärendes Gespräch – Nun ist dieser ebenfalls im Bilde und unterlässt eine Sonderbehandlung.

Oft genug stieß ich auf Kollegen und Kolleginnen, die es sich zur Aufgabe machten Unzulänglichkeiten zu sammeln und auszuleben. Es mag sich hart lesen, jedoch empfand ich es schon immer als anstrengend auf Personen Rücksicht zu nehmen, die regelmäßig Krankenscheine dem Arbeitgeber übergaben, was mir Plusstunden einhandelte, dabei jünger waren als ich und mir im Umkehrschluss ein exzessives Leben schilderten, worin die Feiern und Feten nicht zu kurz kommen durften. Ich möchte die Lebensstile überhaupt nicht verurteilen und in Zeiten übermäßiger und krankhaft überkandidierten political correctness nicht weiter darauf achten müssen, wie ich es ausdrücken darf, jedoch empfinde ich es als Belastung mir ansehen und antun zu müssen, wenn Spaßalkoholiker mir vom letzten Trip berichten und in der nächsten Woche auf Magen-Darm-Beschwerden einen Krankenschein vorlegen. Eine unglückliche Verkettung von Zufällen, aber nicht bei Wiederholungen. Ebenso unvertretbar sind halb angekündigte Krankenscheine, weil ein anstehendes Konzert das frühe Aufstehen behindere und man zufälligerweise einen Migräneanfall vorweisen konnte. Nun also zum eigentlichen Punkt dieser Ausschweifung: Wenn also nun solche Personen mir andauernd Leid klagen und den nächsten Ausfall vorbereiten, war es mir oftmals ein Wunsch mich dem gesamten Team zu offenbaren! Nicht etwa, um ebenfalls einen Krankenschein vorzubereiten, denn den hatte ich nie nötig, auch nicht um die Aufmerksamkeit auf mich zu lenken, sondern einfach nur aus dem Grund aufzeigen zu können, dass mit einer gesunden Lebenseinstellung und Disziplin weitaus mehr an Zuverlässigkeit und Produktivität abschöpfbar ist!

Alsbald ich einen Arbeitsplatz verließ, meist um Stellschrauben der Arbeit an sich zu verändern, ergab sich eh die Möglichkeit abschließender und klärender Gespräche, die meist zum Inhalt hatten, was ich über gewisse Personen dachte, dass ich ein MS-Betroffener sei und trotzdem meinen Mann gestanden habe und das ich mir bei einem Wiedersehen ein wenig mehr Rückgrat und Disziplin wünschen würde. Denn zwei Dinge sind gewiss:

a) Ich bin ein viel zu schroffer Mensch, der sich viele Feinde macht, da dieser ein Wertemaß an Personen in meinem Dunstkreis anlege, welches ein gewisses Selbstbild von den Personen selbst erwartet

und

b) Das man sich im Leben immer zweimal sähe, nur unter veränderten Vorzeichen und in verschiedenen Positionen.

Ich warte auf den Tag, an dem ein ehemaliger Praktikant oder eine Praktikantin von mir mein Vorgesetzter oder meine Vorgesetzte sein könnte und über meinen Arbeitsvertrag entscheiden könnte.

Hierzu möchte ich noch auf ein weiteres, kleines Kapitel eingehen. Ohne genau zu wissen, wie die Arbeitsverträge in anderen Berufen gestaltet sind, weise ich Sie darauf hin, dass es im Rahmen der Physiotherapie in den Verträgen einen Passus gibt, der eine Art Offenbarung verlangt. Im groben Wortlaut heißt es in diesen Arbeitsverträgen, dass man zugäbe frei von chronischen Krankheiten zu sein, die das Arbeiten in diesem Bereich limitierten. Meiner Meinung nach, auch wenn ich kein Rechtsgelehrter bin, sind diese Formulierungen bereits nichtig, weil diese nicht rechtens sind. Gerne würde ich mich einmal mit einer Person genau darüber unterhalten, um Ihnen auch auf diesem Wege eine Unterstützung zu sein, muss mich jedoch auf Hörensagen und Bauchgefühl verlassen und in den Raum stellen:

Hier geschähe ein Rechtsbruch.

Falls dies doch zulässig sei, wären meine letzten Arbeitsverträge eh bereits abgegolten und im Nachhinein aufzulösen, da ich wissendlich (also vorsätzlich) eine Information zurück hielt, was ich Ihnen ungern raten würde, da ich Ihnen damit wohl einen Rechtsbruch verschlüge. Also hoffe ich rechtens gehandelt zu haben.

Ferner werden Sie feststellen, dass sich Ihre Umwelt an Ihre Diagnose anpassen wird. In wie weit Sie diese Veränderung wünschen oder zulassen, liegt zum Teil in Ihrer eigenen Entscheidung. Es werden sich jedoch auch alte Bekanntschaften gegen neue tauschen. Die Umwelt wird sich verändern, weil Sie sich verändert haben und Sie werden sich verändern, weil die Umwelt sich verändert. Wer letzten Endes damit beginnt, ist eine Frage nach dem Huhn und dem Ei. Lernen Sie gewisse Dinge zu akzeptieren und bewerten Sie nicht immer direkt auf der Persönlichkeitsebene – es wird Ihnen helfen!

Abschließend möchte ich mich bei Ihnen für Ihre Aufmerksamkeit bedanken und hoffe Ihnen mit diesen Zeilen weitergeholfen zu haben! Bei einem letzten Blick aus dem Fenster der Zukunft hoffe ich darauf, dass wir alle so gesund wie eben nur möglich bleiben, Sie symptom- und schubarm durch die weiteren Jahre gelangen und wir uns irgendwann einmal der Perspektive gegenüber sehen, dass es eine Heilung für das Thema „MS" gäbe! Bis dahin drücke ich Ihnen nicht nur die Daumen, sondern bin stillschweigend bei allen ebenso Betroffenen. Mögen wir alle Kraft und Zuversicht in uns selbst finden.

In diesem Sinne Ihr

Dennis A. D. Walther

Weitere Ergänzung neben meinem Viertwerk:

Zum Einzeltermin bitte nur zu zweit!

sind:

Das Rückgrat der Gesellschaft
(aus urheberrechtlichen Gründen
nur als Einzelband erschienen)

Ein Raum für Tests

ISBN: 978-3-347-36183-6

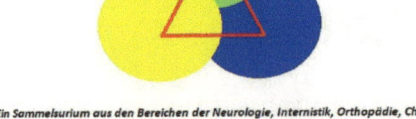

Ein Sammelsurium aus den Bereichen der Neurologie, Internistik, Orthopädie, Chirurgie,
Allgemeinmedizin und Bewegungslehre

ISBN: 9783754317952 *Behandlung nach 4 Ebenen*

Für alle Anregungen, Kritiken und
Ergänzungswünsche:
medihub@gmx.net